こうのとり相談室

不妊治療の心のよりどころとして

渡辺 みはる
諏訪マタニティークリニック・カウンセラー

はる書房

刊行に寄せて――心のオアシスであり続けることを願って

根津八紘
諏訪マタニティークリニック病院長

“ひと”としての関わり方の大切さ

医師は、「傷病に対しいかに関わり治療するか」ということを、徹底して教育されてきています。その傷病は、精神科領域に関しては別として、ほとんどは身体的疾患であり、当然のこと身体的面での治療が重視されるわけです。

私もご多分にもれず、そのような医療を学んできました。しかし、開業して身近に患者さんと接するうちに、身体的疾患とともに精神的にも不安を持っている方がたくさんおられることに気付いたのです。

その精神的不安は、精神科医や心療内科を受診するほどではないものの、悩みの多くは生活の中（傷病も含む）の不安や不満であったのです。医師を含む医療者は、実際の治療行為で手一杯で「そのようなことまで深くは関わっていられない」となりやすいのです。

当の私も気にはなるものの、医師としての診察の中では、関わり切ることができませんでした。そんなとき、「患者さんの持つ生活の中の不安や不満の受け皿」役を申し出てくれたのが、この本の著者であるカウンセラーの渡辺みはるさんであったのです。

彼女との出会いは、約二一年前にさかのぼります。私の患者さんとして、妊娠・出産を当院でされたのが最初でした。彼女は未満児保育園の保育士をしていた経験もあり、産後に当院で育児サークル活動を同期のお母さんたちと自主的にスタートし、その後育児相談室「マミールーム」を当院につくりたいと相談にやってきたのが、当院の職員として働くきっかけとなりました。

マミールームを立ち上げると、彼女は今度、育児中のお母さんたちの悩みをもっときちんと聴けるようになりたいと、カウンセリングを松本文男先生のもとで学びはじめました。この頃、当院の副院長である吉川文彦医師の不妊治療外来、「こうのとり外来」が開設し、不妊治療患者さんは時代とともに増加、そして患者さんからの治療不安による相談がきっかけとなり、「こうのとり相談室」が誕生することとなったのです。

相談室の開設にあたって、その企画から準備まで奔走したのは渡辺さんをはじめとする当院の医療スタッフ三人でした。相談室のオープンを機に、渡辺さんは相談室のカウンセラーとなり、それからは彼女の頑張りもあって、今や相談室は「こうのとり外来」を強力にサポートする存在にまで成長してくれています。

出会った当初からとても元気でパワフルな彼女でしたが、カウンセラーになってからの彼女は、もっとあたたかな〝ひと〟としての持ち味が増したのではないかというのが私の印象です。

患者さんの想いを聴くこと、受け止めること

私以上に不妊治療の中におけるカウンセリング部門の必要性を感じていたのが吉川医師でした。吉川医師はむしろ切実な問題だと捉えていたようです。

「不妊患者さんにとってのカウンセリングの必要性は以前から感じていた。ただ患者さんたちが日々の治療の中で抱えている、葛藤や苦しみというこころの負担は相当に大きいから、それをすべて受け止める役割というのも、それはそれでとても大変だろうと思っていた。だけど渡辺さんがしっかりカウンセリングの勉強をしてきてくれて、患者さんたちの後押しもあるということなら、是非お任せしたい」

そう言って吉川医師は相談室の開設をとても喜んでくれたとのことを、後日私は知りました。

「私には患者さんの想いを聴くこと、受け止めることしかできません。それが私にできるすべてですから」と、いつも渡辺カウンセラーは言っています。

私は「医師は、医療は患者さんのためにある」という想いで、努めて患者さんの声を聞き、患者さんのための医療行為を行ってきました。ただ一方で、このような精神的な面、こころの問題に関しては、医師という立場での難しさを感じていました。

患者さんにとって、病院に通い治療を受けることは人生においても重要な問題です。その一人一人の人生の問題、そしてこころに寄り添い、〝ひと〟として患者さんをサポートする。このようなカウンセラーの重要性は、今後の医療（チーム医療）において増していくものと思います。

諏訪マタニティークリニックは時代とともに成長してまいりました。その根底にあり続けているのは、「私たちが患者さんの立場になったら、何を望むか」を常に考えながら、患者さんと関わり、患者さんから教えてもらい、変革し、今日に至った当院のこころです。

病院の外壁に掲げてある「いのちの泉」をキャッチフレーズに、患者さんが安心して妊娠・

出産・育児ができるような「子づくり・子育てプラザ」を目指している当院において、「こうのとり相談室」は、渡辺カウンセラーを中心にこれからも「いのちの泉」に集うみなさんの心のオアシスであり続けることと思います。

最後になりましたが、この書籍は、渡辺カウンセラーが「不妊で悩む患者さんやそのご家族、また医療に携わる方たちに読んでほしい」と取り組み、さまざまな患者さんのご協力のもと、このたびの刊行を迎えることができました。深く御礼を申し上げます。

この書籍が、みなさまのお役に立てるよう、心より願っております。

目次

第二章　語られた人生のものがたり
――倶楽部Kounotori Heart to Heartから〈前編〉

第三章　語られた人生のものがたり〈後編〉

第五章　人を生かすカウンセリング

第六章　諏訪マタは病院らしくない病院

プロローグ――相談室の日常の風景から

ある日弱々しい声で「今、相談室へ行ってもいいですか？」と廊下を歩く私に声をかける方がいました。Sさんでした。

前回の治療で妊娠はしたものの初期の流産になってしまい、今回も無事採卵はできたのですが、その受精卵を移植することが怖くて仕方がないと涙ながらに話されました。

「戻さなければ何も始まらない。けれど戻してまたあんな悲しい想いをするのならどうしよう。……でも、やるしかない。戻さなきゃ妊娠もないんだもの」と、最後には自分に言い聞かせるようにして相談室を出ていかれました。

移植が済んだ日、「今、移植してきました。今日はその報告まで、次は二週間後の判定日にまた寄りますね」とお帰りになりました。そして二週間後、廊下で判定結果を待つSさんとご主人の姿をみかけました。

「もう、どきどき。渡辺さんに一緒に診察室へ入ってほしいくらい……」

「そうだよね、いよいよだものね」と私。

その後Sさんのカルテが相談室のポストに入り、妊娠判定結果を見ると、そこには妊娠を示す数値がしっかりとしるされていました。早速院内PHSでSさんを相談室にお呼びしました。

「渡辺さーん。わたし妊娠してた。うそみたい。信じられない。うれしいよー」

「うん、うん。Sさん、良かったね。緊張したよね、長い二週間だったよね」と二人で強く手を握り合いました。


これは、こうのとり相談室でのごくごく日常の風景です。そして私はこんな日常にいることがとてもありがたく、幸せです。相談室のポストにカルテが入るとき、初めて相談室を訪れる方であれ、またいつも寄ってくださる方であっても、「今日、相談室へ入ってきてくださってありがとうございます」とお迎えしています。

不妊治療は、身体的・精神的・経済的負担がとても大きい治療です。殊《こと》に体外受精治療に関しては精神面のコントロールはとても大変です。判定結果が出てから数日後に始まる生理によって、次の（周期の）治療がスタートする場合もあります。そうすると気持ちの整理にはほんの少しの間しかありません。

うまくいかなかったという落胆から、また頑張ろうと気持ちを次へ切り替える、そしてそれを何回も何回も続けていく。これは並大抵の精神力ではないことを現場にいて痛感してきました。

しかしそんな不妊治療を、ここ諏訪マタニティークリニックで、また日本中の不妊治療施設で、頑張っておられる方たちが大勢いるのです。

愛する人の子どもを産みたい、夫婦という単位から家族になりたい——そんな真摯で一途な願いをもって治療に臨まれる患者さんたち。その一人ひとりの生き方や、愛に溢れた人生の語りの数々に、こうのとり相談室ができてからの八年間、私は胸打たれ、勇気をもらい、そして励まされ続けてきました。

この本では、患者さんの手記も収録させていただきながら、諏訪マタニティークリニックで行われている不妊治療のありのままと、私をカウンセラーとして育ててくださった多くの出逢いについて綴っていきたいと思います。

第一章

こうのとり相談室ができるまで

育児相談室「マミールーム」の立ち上げ

平成二（一九九〇）年、私は諏訪マタニティークリニック（以下、諏訪マタ）の患者の一人でした。長女を妊娠中に妊婦向けエアロビクスに参加し、そこで出逢った仲間たちと産後も親子で交流を続けていきたいと育児サークルを立ち上げ、活動を始めたのがすべての始まりでした。

サークルの噂はみるみるうちに広がり、入会の問い合わせが病院に相次ぎました。「お産は終わったけれど、サークルに入ればまた諏訪マタに通えるんだね」。その言葉は、諏訪マタという病院が私たち患者にとって単なる分娩施設というだけではないことを物語るものでした。

サークルでは、子どもたちを遊ばせながら、日々の子育てで湧いて来た心配事や不安をお互いに打ち明け、「うちの子もそんなことあるよ」「そんな時はこんなやり方でうまくいった」などという情報交換が活発になされていました。

結婚前に未満児保育園の保育士として働いていたので、育児のノウハウは十分知っていたつもりの私も、実際に自分の子育てとなるとこれがなかなか思うようにいかず、イライラ、おどおどすることばかり。月一回のサークルで皆に逢えて、気軽なおしゃべりをすることがどれだけ心の支えになっていたかしれません。

長女が保育園に入園したのを機に、私はサークル活動を通して学んできたことを何か形にできないかと考えました。

育児には仲間と、そして困ったことを気軽に相談できる場所が必要。お産の延長線上にある育児を産科施設の中でフォローする体制があってもいい。優しい育児支援、お母さんたちの心の拠り所……。

一緒にサークル活動をしていた保育士の先輩久保田良子さんと相談し、そんな想いを「諏訪マタニティークリニック育児相談室開設企画書」にまとめて根津八紘院長のもとを訪れました。

素人のつたない文章で書かれたそれに目を通した院長は、「サークルにこれだけ多くのお母さんたちが集まってくるということは、昔と違って仲間作りが難しい時代なんだな」、そう言われると、相談室づくりに向けてすぐに動き出すよう私たちを促してくださったのです。

こうして平成六（一九九四）年、諏訪マタに育児相談室「マミールーム」（以下、マミー）が誕生しました。一患者だった私はこのとき諏訪マタニティークリニックのスタッフの一人となりました。

不妊治療を知るきっかけとなった出来事

マミーは、赤ちゃんの定期健康診断、育児指導、及び育児サークルのサポートの三つを活動の柱にして、久保田さんと二人で運営することになりました。

マミーの発足から二年後の平成八（一九九六）年四月に不妊治療専門の外来、「こうのとり外来」が開設。信州大学から吉川文彦医師を迎え、体外受精技術を取り込んだ本格的不妊治療が始められることになったのです。

しかし当時、体外受精に対する理解は足りず、高度な治療方法でありながらまだあまり世間に受け入れられていない状況にありました。Nさんは、そんな中こうのとり外来で始めたばかりの体外受精治療を受けられ、妊娠した患者さんでした。

お子さんが一歳になり、健診に来られたNさんは一通りの流れが終わったとき、「今日はここへ置いていきたいものがあるんです」と話されました。

「この子は吉川先生に治療していただいて授かりました。今まで欲しくて欲しくてやっと授かった大切な子どもです。それなのに、私の心の奥底には、この子は体外受精でつくった、自然にできたのではないという後めたい気持ちがあるのです……」

Nさんはさらに続けます。

「先生やスタッフの皆さんの力をお借りしたからこそ今の幸せがあって、どれだけ愛おしいと思っているかしれないのに、心のどこかで体外受精で妊娠したことを負い目に思っている。夫の両親、私の両親をはじめ身内にも一切秘密で治療をしてきました。もし、生まれて来た子に何かあったら、ほらそんなことをしてできた子だから、と言われそうで。今までずっとそのことを一人で抱えてきて苦しかった、辛かった……

でもこうして元気に一歳の誕生日を迎えられて、今日は『王様の耳はろばの耳』の童話のように、すべての想いをここに置いていってもいいですか？　それで私の不妊治療を本当に終わらせたいんです」

そう言ってNさんは、肩を振るわせ静かに泣かれました。思えば、このとき私は〝不妊治療〟というものを初めて知ることとなったのでした。

保育士からカウンセラーへの転身

それから六年の月日が流れ、不妊治療に訪れる患者さんも多くなり、実績も確実にアップしていきました。それに伴い双子を妊娠出産される人たちが増え、その育児をマミーでサポートすることになり、双子ちゃんサークルが発足することになりました。

ある月の集まりで、お母さんたちからこんな話を耳にしました。

「双子の育児は想像以上に大変だけど、念願の子どもが持てたのだから今は幸せ。いつが辛かったってやっぱり治療中かな。他の人と気持ちを分かち合うことなんてできないし、先生や看護師さんたちはすごく忙しそうだから聞きたいことがあっても声をかけにくかった。治療中の心配事や不安とか、ありのままの自分の気持ちを吐き出すところがホントにほしかったなぁ」

早速その日のうちに私は、不妊外来の主任看護師小林由美さんにそのことを伝え、患者さんの心のケアについて思うところを二人で語り合いました。彼女も患者さんのそうした願いは、日々の外来業務の中でひしひしと感じていたのだそうです。

思いがけず長時間話し込んだ、その終わり際、ふっと彼女の口から「ねぇ、なべちゃん（私の愛称）、私たちで諏訪マタに不妊治療の相談室を作らない？」といった言葉が出てきたのです。

マミーで保育士としてやってくる中で、患者さんとの関わりをより深めるためにと、以前からカウンセリングに興味を持っていた私は、仕事をしながら民間のカウンセラー養成機関に三年間通い資格を取得していました。

始める前は一つのスキルくらいに思っていたカウンセリングが、実はとんでもなく奥が深く貴い学びであることを知り、この素晴らしいカウンセリングを生かす場を、院内のどこかに持てたならどんなにいいか、と常々思っていたのでした。「不妊外来の相談室か。うん、それいい、いいかもしれない！」と即座に答えました。

翌日、吉川先生に私たちの想いを打ち明けたところ、とても真剣に聞いてくださり、「そういう場所があればと前から思っていた。ぜひ、やってみよう」と快い返事をいただきました。もちろん院長にも「患者さんからの要望として上がっていることなら」と即承諾いただけたのです。

長く携わってきた育児の部門からまるで畑違いの不妊部門に、しかも保育士からカウンセラーへの転身。自分で言い出しておきながら、正直不妊治療のことをまったく知らないのに、不妊患者さんの心のケアができるのか、急に不安に駆られました。次の双子ちゃんサークルの会合を待って、どうしたら私は皆さんの役に立てるのかを、サークルのお母さんたちに尋ねました。

そうしたところ会の代表のOさんに、「渡辺さんはマミーから場所を移すだけ。今まで通り何も変わらず、そのままの渡辺さんでいいの。絶対大丈夫、これはきっとうまくいく。患者さんたちをどうかよろしくお願いしますね」と勇気づけられたのです。

この先何かわからないことや迷うことがあったら、今日のように患者さんに教えてもらいながらやっていこう、それが一番いい——このとき、そう強く思ったのでした。

三人勉強会での準備

相談室立ち上げの準備が、看護師の小林さんのほかに体外受精の技術面に関わっていた培養士の高橋さんも加わってはじまりました。まず最初に、不妊治療を経て妊娠・出産した二〇人ほどの人たちに相談室のあり方について意見を求める機会を設けました。そこでは、

・先生からの説明を受けても理解しきれない点を再度ゆっくり聞きたい
・自分の治療のプロセスを知っている人と今までの経過や今後の見通しについて話をしたい

・心の中に溜まった想いを受け止めてもらいたい
・いつ行っても同じ人がいるほうがいい
・相談室に行けない時はメールでのやりとりもできると便利
・情報交換ができるような読み物があればいい

など貴重な意見がたくさん出されました。不妊治療は医療面と心理面、両面からのサポートが必要であるということがよくわかりました。

その後、吉川先生を交えて連日話し合った結果、私たちの相談室のスタイルとしては、患者さんが抱く不安の内容によって、医療に関することは医師、看護師、培養士が、気持ちの部分はカウンセラーが対応する――互いの専門性を生かした「チームの形態」こそベストではないかとの結論に至ったのです。

ついで私たちは、異なる職種が連携するにはどうしたらいいのかを考えました。その結果、まずはお互いの仕事の内容を知り合うところから始めてみようということになり、小林さん、高橋さん、そして私で「三人勉強会」を行いました。そこでは、一人が自分の持っている知識や技術を他の二人にレクチャーする形を採りました。

午前の診察が終わり午後の部が始まるまでの間の二時間を利用して、五ヶ月間ほぼ毎日勉強会を行いました。医療者ではない私は、はじめ看護師と培養士の二人の会話にまったくついていけず、専門用語は宇宙の言葉のように聞こえていました。

実際に患者さんの質問に答えることはないものの、最低限の知識だけは持ち合わせておいたほうがいいと、小林さんには、女性の体の仕組み、生理やホルモンのこと、妊娠の成り立ちといった最も基礎的な内容にはじまり、不妊全般についても一から丁寧に教えてもらいました。

高橋さんからは、培養室内に入れてもらい機械の説明や仕事の流れを教わりながら、殊に初めて見る卵子や精子、受精卵には生命の神秘を感じ、いたく感激したのを覚えています。培養室での人工授精や体外受精の技術行程を目にして、院内ですごいことが行われているのだなと今更ながら驚きました。

吉川先生の体外受精治療説明会には六回連続で出席し、体外受精のあらましをようやく理解できるようになりました。すべてが真新しい事柄ばかり、久しぶりの勉強は覚えることが多く必死でしたが、毎日とても充実していました。

私からのカウンセリングについての話は、「受容」「傾聴」「共感」という最も基本的かつ重要な姿勢を伝え、それにあわせて徹底した感受性訓練を行いました。人の話を「聞く」という感覚から、「聴く」にするのは容易でありません。小林さん、高橋さんの二人とも一生懸命に学んでくれたと思います。

　こうして相談室を立ち上げるまでの五ヶ月という期間、私たち三人は本当によく学び、語り合いました。時には激しく言い合うこともありましたが、もめればもめただけ、その分絆も友情も、信頼も確実に深まっていきました。

　こうして部屋の環境整備も整った平成一五（二〇〇三）年三月三日、「こうのとり相談室」はいよいよオープンの日を迎えたのです。

とうとい人生の物語りを前に涙

　開室初日は、廊下に立って呼び込みをしたいような気持ちでした。長年勤務している院内なのに、建物の棟が変わっただけで島流しにでもあったかのような心細い心境に陥りました。落ち着きなく一人室内をうろついた私ですが、それでもスタートの一週間で八人の方に相談室に来てもらい、とてもとてもありがたく思いました。

五日目に入室いただいたYさん。Yさんとの出逢いは大変意味深いものとなりました。Yさん四七歳、職業は看護師、治療期間は一六年。体外受精による治療はそのはしりの頃から都心の病院で行い、トライした回数は数えきれないという方でした。

相談室での相談を希望したのは、二ヶ月後の四八歳の誕生日をもって長い不妊治療にピリオドを打つにあたり、今後夫婦としてどうやって悔いのない人生を送っていったらいいのか気持ちを整理したいとのことでした。

Yさんはそれまでの治療経緯や当院に寄せる想いについて、ゆっくりじっくり話を続けてくださいました。

「不妊治療を始めた頃は、根津院長の行っていた人工授精が諏訪マタでの不妊治療の限界でした。それなので高度な技術、体外受精へのステップアップを決め都心の有名な病院へ転院したのですが、肉体的、金銭的、精神的重圧を抱えながらの三年間の通院は本当に辛かったです。

流れ作業的な患者の扱いに心身はボロボロになり治療継続をあきらめかけたとき、諏訪マタで吉川先生が体外受精を始めたと聞いて即戻ってきました。それまでの一〇年間で一度も妊娠反応のなかった私が、ここでの治療を開始し、三回目の体外受精で初めての陽性反応、その後二回続けて反応が出てそのうち一回は赤ちゃんの心拍《しんぱく》が確認できるところまでいったんです。これが今まで治療を続けて来て最高に幸せだと感じた出来事で、もし、三〇代半ばで吉川先生と出逢っていれば今頃はきっとこの手に赤ちゃんを抱いていたか、とも思って。

長い不妊治療期間だったけれど、ここでピリオドを打つつもり。あきらめるという勇気を持つのも大切かな。ただこれまで夫が自分にしてきてくれたことを思うと、自分は夫にどれだけのことをして来れただろうかと思いますね。夫婦として子どもを作る目標に向かって頑張り続けてきた時間が、これからは夫婦二人の向かい合いに変わっていく。不妊治療と共にあった今までの人生はかけがえのない年月でした……」

不妊治療と共にあった今までの人生――Yさん夫婦の貴い人生の物語りを前に、このとき私にはYさんにかける言葉の一つも浮かびませんでした。

「治療をお終いにするのは辛いけど、誕生日まではあと二回チャンスがある。最後の最後まで私のところに、こうのとりが飛んできてくれることをあきらめてはいないのよ」。そう言いながら涙を拭いほほえんだYさんの横で、私はただただ涙するばかりでした。

その後数日間その日のことを振り返って、あのときカウンセラーとしての私は一体どうすればよかったのだろうか？と悩みました。しかし考えても考えても、それは答えの出ることではありませんでした。

後日、Yさんが再び相談室に来られたとき、率直にそのことを伝え、私はどうすればよかったのかうかがってみました。

「渡辺さんは私の話を一時間以上ずっと真剣に、黙って聞いてくれて、そして最後は一緒に泣いてくれました。治療に向かってきた一六年のすべてを、あのとき受け止めてもらえたという気がしたのよ。おかげで心の整理ができて、納得して治療を終わりにできる気がした。だから何も悩むことなんてありません。このタイミングで相談室ができたこと、渡辺さんと出逢えたこと、一六年頑張って来た私への神様からのご褒美と心から感謝します」

始まったばかりの相談室――。カウンセラーとしての私がなすべきこと、なせることを示唆していただいた貴いYさんとの出逢いでした。

治療に心を持ち込んでいいのですか？

相談室を開室した当初は、その存在を知ってもらうという目的もあり、初診でいらした方全員をまず相談室に案内するといった流れにしていました。そのときに続けて起きていたある現象を、私はとても不思議に思いました。

初診時にお目にかかるわけですから、もちろん患者さんと私は初対面です。カルテを見ながら私が「遠い所からお出でくださったのですね」とか「今まで何軒かの病院で治療を受けて来られたのですね」と声をかけると、それだけで涙を流す人がいるのです。それも、一人や二人ではありません。半数以上かなりの人がそのような反応を示すのです。そして「ごめんなさい、泣くつもりで入って来たのではなかったのですが」と断りながら、自身が経験してきた治療について話をされるのでした。

また、こんな衝撃的なこともありました。相談室のソファに腰掛けてすぐ、「ここは治療に心を持ち込んでもいい病院なのですか?」と聞かれたことがありました。私はとても驚いて「え? それはどういう意味でしょうか」と聞き返したところ、

「今までの病院では不妊治療にメンタルを持ち込むような甘い考えだと治療は成功しない、そう言われていました。なので一つひとつの出来事に動じないように、感じない自分になるように強くなれ、強くなれと言い聞かせていたんです。でも、結局私は機械じゃなくて、生身の人間なんですよね。思うように治療が進まなければ心は折れ、悲しくて切なくて、そして泣くんです。感じないなんてことは絶対無理でした。

少し遠いけれど、今日はじめて諏訪マタにやってきて、こんなお部屋に通されて今ソファに座ってる。そしてよく来てくれましたね、なんて言ってもらって。だから、だから……」、そう言ってその患者さんはしばらく泣かれました。

いろいろな考え方の治療施設があると思うのですが、不妊治療をしていく際、患者さんが感情を抜きに治療を続けていけるものなのか? いや、それは到底無理なことだろう。この時、まだ不妊治療の実際をよくわかっていなかった私は漠然とそう思ったのです。

ところがこの後も、そうした患者さん方と出逢うにつけ、私はいかに不妊治療というのは、心を遣うものであり、患者さんが話せる場所や時間、そして相手が必要なのか痛感す

るようになったのです。

それがわかってからは、今まで以上に、「ここでよければお話しください」と、そんな気持ちで患者さんをお迎えするようになりました。

第二章

語られた人生のものがたり
――倶楽部Kounotori Heart to Heartから〈前編〉

チームでの対応とは？

あれだけ三人でしっかり勉強をしてきても、実際に相談室という空間で患者さんを目の前にしたとき、私たちは大変緊張してしまいました。日々の業務の中で一番患者さんとの接点がある看護師の小林さんでさえ、初めて相談室で患者さんと対面したときには極度の緊張で気分が悪くなったほどでした。

また、情報提供をする中で、こうすべき、みたいな方向付けの言い方や態度とならないように、慎重に言葉を発しなければ、と言ったのは培養士の高橋さんです。

最初はそんな風に、手探りでどこかおっかなびっくりに構えていた私たちだったので、相談に訪れた方には「この人たちで大丈夫？」とさぞかし不安を感じさせてしまったのではないかと思います。

これは相談室を始めて間もない頃の話です。

その日のKさんからの予約は、体外受精に関する治療不安について、という内容だったので、対応スタッフは小林さんと高橋さんの二人でした。相談がはじまってしばらくしたら小林さんが相談室から出てきて、「質問に答えてまた質問とそれを何回かしたんだけど、Kさんの顔は曇ったまま。今は下を向いて黙っちゃったんだよ。なべちゃん、何とかして」と言うのです。

私は「途中からすみません。カウンセラーの渡辺です。一緒にお話を聞かせていただいてもいいでしょうか」と断り、Kさんの隣へ座らせてもらいました。

しかしその後も相談室では誰も言葉を発しないまま時が過ぎていきます。小林さんと高橋さんが『このままでいいの?』という視線を私に向けたので、私は小さくうなずきました。それから少しするとKさんの目から涙がひとつふたつ流れ落ちました。そして「今まで一〇回も体外受精を繰り返してきたのに結果が出なくて……。そのうち段々と切ないという感情もなくなっていきました。でも今、なぜ涙が出るんでしょう」、そういってまたしばらく泣かれました。

その後、Kさんは家庭や職場のこと、今までの治療に関する胸の内をどんどんと語られていきました。そして最後には「吉川先生がいつもおっしゃる通り、あきらめないかぎり可能性があるという言葉を信じてもう少し頑張ってみたいと思います。今日は前から聞きたかったいろいろな質問に答えてもらってスッキリしました。そして人は泣くと楽になるんですね、今日来てよかったです」とにっこり笑ってお帰りになりました。

その日の反省会では、

・一口に治療不安、といっても医療についてのものと、心の問題とが相まっていることを意識すること

・話を聞く側の者はどんなときでも動じてはいけない

・(今日のように)自分の分野ではここまで、ここから先は別のスタッフが必要だという的確な判断をし、互いにそのスキルを生かし合い臨機応変に対応する

などチームならではの対応について、あらためて確認し合ったのです。

初めて三人で患者さんの役に立てた貴重な体験でした。患者さんに「相談室に来てよかった」と言ってもらえるように、さらに頑張ってやっていこう、そう決意をあらたにした私たちでした。

『倶楽部 Kounotori』が呼んだ反響

タイミング治療［註：排卵日を予測し、その時にあわせ性交渉をもつことで妊娠に至る方法］にしろ体外受精にしろ、妊娠のチャンスは月に一度だけ。切実に妊娠を望んで治療に通っているわけですから、生理になってしまったときの落胆は計りしれません。

遠方から通って来られる方、治療と仕事との両立に悩む方、治療のことを職場の人にもまた身内にさえも話せず、通院の時間を生み出すのに気をもむ方など、様々な環境、想いがあります。

そして、どんなに苦しく辛い思いをしていても、前向きに、真摯にそれぞれの人生に立ち向かっている患者さんたちから、どれほどの勇気や温かい気持ちを私自身がもらってきたかしれません。うかがう話は、私が一人で聞いていたのではもったいないと思われるものばかりでした。

そんなある日、以前、患者同士の情報交換に役立つような、あるいは患者と医療者を結ぶような冊子があったらいい、との意見があったことをふと思い出したのです。ああ、これだ！　待合室で隣に座っていても、ほとんど言葉を交わすことのない患者さん同士のエール交換、心の架け橋になるような読み物をつくろう。

早速スタッフと相談し機関紙の名前を『倶楽部 Kounotori』と名付けました。記念すべき第一号に掲載する原稿は、一章でお話ししたYさんと、出来たばかりの相談室にすでに何度も入っていただいていた、Nさん、Hさんの二人にお願いしました。

そうして迎えた第一号発刊日のことは一生忘れられません。

朝、通路の台の上に積み上げられた、出来上がったばかりの機関紙一〇〇部。一〇時くらいに外来待ち合い室をこっそりとのぞくと、座っていた全員がなんと『倶楽部 Kounotori』を広げて読んでいたのです。一〇〇部はその日のうちになくなりました。

「こういうもの、前からほしかったんです。とってもよかったです」と読んだ感想を言うために、相談室へ立ち寄ってくださる方も少なくありませんでした。

『倶楽部 Kounotori』は、平成一五（二〇〇三）年六月の第一号発刊から平成二二（二〇一〇）年一二月現在まで、通算二四号を発行しています。

私は毎号出すたびの反響の大きさから、いつかこれを本にしたいという想いを密かに抱いていました。それは、原稿を書いてくださっているのが日本中の至るところから来られている患者さんたちで、この手応え、共感というのは決して諏訪マタだけのものではないと思っているからです。

不妊治療をしている方、その家族、治療施設の関係者、また不妊治療とは関係のない暮らしを送っている方でも、それぞれの人生に通ずる何かを感じてもらえるのではないかと思っています。

できることなら原稿すべてをここに掲載したいところなのですが、今回は項目を立て、数編ずつ選んでご覧に入れます。多くの人の心に、諏訪マタ発のこうのとりが温かな思いを運んでくれることを願って。

時にはこころの休息も必要です

1　いつも心に爆弾を抱えているような感覚でいた私

妊娠に辿り着くまでの二年三ヶ月間は本当に修羅場といった年月でした。六時間以上離れた地方からの通院ですので、まず一番の負担は経済面でした。そこに肉体的、精神的苦労は言葉に表せられないほどのものがありました。

わが家の場合、不妊の原因は夫側にあったので、頭では夫を責めても仕方がないと承知していても、治療がうまく行かなくなるとどうしてもそこへ苛立ちをぶつけてしまい、夫とのいざこざは絶えませんでした。夫は夫で、できるかぎりのサポートをしてくれていたのですが、どうしてもそれを素直に受け取れない自分もいました。子煩悩な彼になんとしても子どもを抱かせてあげたい、「夫婦」から「家族」になりたい、その一念でした。

当時諏訪マタには今のような宿泊施設はなかったので、採卵〔註：卵子を採ること〕から受精卵（胚）の移植〔註：胚を子宮内に戻すこと。体外受精の治療の終結〕までは近所の旅館に三泊してやっていました。しかし、世間的には女性一人で同じ宿に三泊するといった行動は何か不気味（?）というか、怪しいものに見られていたようでした。

宿泊するのでもちろん食事が出ます。そしてそれは大広間でその日宿泊する人たちが皆一緒に食べるのでした。夕食のメニューは鍋。その鍋を広間の片隅で一人ぽつんとつつく私。入浴後部屋に戻ると敷かれてある一組だけの布団。移植を待つなか一日の時間をやっとつぶしてその夜、また鍋を食べ、寝るのです。たまらなく孤独でした。

そこから先は不妊治療、特に体外受精を行っている人たち共通の想いではないでしょうか。結果を待つ二週間は期待と不安の日々。そして結果が出てからは、食事をすること、トイレへ行くこと、何もかもが面倒。心の底から笑うことがない、いつも心に爆弾を抱えているような感覚。

趣味に気を向けようとしても時間は無意味に流れるだけ。友達との交流も途絶え、こんな思いまでしても子どもはできるのだろうかと、どうにもならない想いをぶつけるところも吐き出すところもなく、そんな私はついにうつ状態になっていきました。

当然と言えば当然かもしれません。死にたいけど死ねない、生きる屍《しかばね》という言葉はああした状態を言うのかもしれません。それでも治療は続けていた、というか苦しみから逃れるために治療をやめるという選択はありえませんでした。

そんな真っ暗い闇の中に落ちていた私に、あるとき転機が訪れました。それは五回目のチャレンジのときでした。それまではお風呂場でもリカバリールームでも一緒になった方たちに声などかけたことのない私だったのですが、その日は自然と話しかけていました。お二人とも年齢も体外受精の回数も違ったのですが、波長が合い楽しく会話を交わしました。すると驚いたことに、そのときのチャレンジで一人が妊娠、その半年後にもう一人の方も妊娠に至ったのです。

今までならば〝ずしっ〟と落ち込むだけの私が、このときは違いました。不妊原因は違っても体外受精に関してはまったく同じ一連の行為。結局、成功するかどうかはその人の運次第。あの日あの場所で一緒だった二人が妊娠したならば、私にも妊娠のチャンスはめぐってくるはず。私も必ず妊娠する。何の根拠もないただの思い込みでしょうが、確かにそう思ったのです。そして一一回目のチャレンジで見事、私は運をつかむことができたのです。

忘れもしない、その日の私の様子です。朝一番の尿を採り、そこに妊娠判定紙を入れました。さっと見た感じ、「だめか」と思い顔を洗った後でもう一度チラリと横目で見ると、なんとうっすら二本線が出ているように見え、目をこすり、もう一度まじまじと見てもやはり二本の線が。大急ぎで外出の準備にかかりました。

電車を乗り継ぎ、車中ティッシュに包んだそれを何度となく、おそらく一〇回以上出しては二本線が消えていないか確認しつつ病院へ到着しました。そして採血の結果、妊娠が確定。

ドキドキの長い長い一日はそれで終わり、そこからは妊娠という初めての状態に不安は切り替わっての月日でした。半信半疑のまま一〇ヶ月の時が過ぎ、私自身が本当にこの身に子どもがいると実感できたのは出産のときでした。産まれ出たわが子を見た時に、「妊娠は本当だったんだ」とはじめて思えたのです。それくらいに不妊の間の想いが強かったのでしょう。

今回二年半ぶりで第二子へのチャレンジでやってきました。「ただいま」とまるで故郷にでも帰って来たかのような感覚で病院へ入りました。温かい雰囲気は変わりませんが、私たち遠方から治療に来る者のための宿泊施設と、ずっとずっとほしかった心のフォロー、相談室までがその間に出来ていました。とてもうれしかったです。

不妊治療の辛さは、妊娠という結果が出ないかぎりどうにもならないものです。とはいえ、辛いときに辛いと言える環境があれば少し違ってくると思います。打ち明けられる場所を持つこと、これはかなり大切なことではないでしょうか。自分の場合を振り返っても、あの辛かった時期にこんな場所があったなら、うつにはならなかったでしょう。

最後になりますが、人生は一度きり、どう転んでも悔いのないようにやっていくつもりです。

〔いつか私もきっと～Tさんの場合～No４より〕

2　頑張れないときは無理せず休んでもいい

二〇歳のとき子宮内膜症《ないまくしょう》〔註：子宮の内側を覆っている子宮内膜のような組織が、子宮以外の場所にできてしまうもの。不妊症の大きな原因にもなる〕で左の卵巣を全摘《ぜんてき》し、その後右も卵巣嚢腫《のうしゅ》〔註：卵巣に液体の入った袋状のものができる病気〕で三回のオペをしました。この状態では子どもを望むのは難しいとの診断を受けたため、結婚後直ちに不妊治療を始めました。二四歳でした。

本格的な治療をA病院で始め、「最初から体外受精でいきます」と言われました。私の内膜症はとてもひどく、お腹の中は癒着《ゆちゃく》だらけ。残された一つの卵巣もやっと何とか頑張っているといった感じでした。

どんなに注射［註：排卵を誘発（促す）ために行う］に通っても採卵の際に卵は取れず……そんな甲斐のない治療の繰り返しで通院が苦痛となっていきました。周りのことなど考える余裕をなくし、私だけがなぜこんな辛い思いをしなくてはならないのかという想いに悩まされ、さらにはパートナーへの思いやりも薄れてしまい、子どもができないことが理由で、とうとう離婚となってしまいました。

離婚に至ったことはショックだったものの、不妊治療から解放され正直ほっとした気持ちもありました。もうあんな辛く、苦しい思いをしなくてもいいんだという安心感みたいなものもありました。

しかしその間にも私の内膜症は進行し、生理のとき以外でもお腹が痛くなり座薬でしのぐ有り様。痛みに追い詰められた私は、自分を子どもができない、生きている意味のない人間とまで思うようになり、自分の殻に閉じこもる日々でした。すさむ私の姿を見かねた両親からは、子どもを持つことはあきらめて、違う将来を考えるよう幾度も諭されました。

いつもより強い痛みに襲われ、どうにも耐え切れず診察を受けたある日、担当の先生からこんな言葉をかけられました。「子どもがほしいなら痛いのを我慢する、そうでなければ子宮と卵巣を全摘して楽になる。あなたにはこのどちらかしかありません」。

一刻も早くこの痛みから解放されたい、でもそれと引き替えに子宮も卵巣も取るなんて……。こんな究極の選択、ありえない！　とことん落ち込んだ底の底で、私はこんな考えに辿り着きました。

全摘なんかしたら、今まで頑張ってきたことが無駄に終わっちゃう、それではあんまりだ。どうしても子どもをこの手で抱くのはあきらめられない。まだ少しでも希望があることを信じて、諏訪マタへ行ってみよう、と。

そうして訪れた諏訪マタでの初診の日のことは一生忘れられません。紹介状も持ってない、もし診察できないと言われたらどうしよう。診察してもらっても、もう子どもは望めませんとここで言われてしまったら、一体これからの私はどうしていけばいいんだろう……診察を待っている間、まるで裁判の判決を待つような気分でした。

いざ名前を呼ばれ、内診をしてもらい先生の話を聞くときには手は汗でびっしょりでした。この日診察をしてくれたのは根津院長先生でした。

「今までいろんな病院に行って、今日ここに来てくれた。ここに来てくれたからには絶対に子どもを抱かせてあげたい。ここがあなたにとって最後の病院になるようにしましょう」

途端、体中の力が抜け、今までの緊張と不安が一気に解け、思わずその場で泣き出してしまった私でした。

そのとき三〇歳になっていた私は、幸いにも再婚のチャンスに恵まれました。しかしこんな体の状態を夫となる人は承知してくれても、夫の両親は理解してくれるのか大きな不安がありました。案の定、旧家の長男であり跡取り息子の嫁という立場に、それ相応の覚悟はしていたものの、治療に専念することを第一条件にようやく結婚を許してもらいました。

しかし嫁ぎ先での生活が始まっても一人前の嫁としてなかなか認めてもらえず、お披露目どころか結婚した事実も周囲に隠したままでした。治療のことは親戚には黙っているように言われ、親戚の集まりなどでも子どものことを聞かれるたびに肩身の狭い思いをしました。

やっと入籍し、これで治療を始められると吉川先生のもとを訪れた初めての診察の日。「何度も手術を繰り返してきて卵巣の働きが弱まってきてるから、一年から二年くらいで生理がとまってしまうかもしれない」と言われ、あまりのショックにどこをどう辿って自宅まで帰ったかわかりませんでした。

まだ三一歳になったばかり。時間はあると思っていましたが、一気に余裕がなくなりました。

諏訪マタでの注射でもなかなか卵が採れなかったり、やっと採れた卵は受精しなかったりと、焦せれば焦せるほどうまくいきません。受精すらしなかった以前のことを思えば諏訪マタへ来てそこはクリアできた、一歩進んだという喜びが本来はあるはずなのに、前の時と同じような治療へのストレスを感じるようになっていました。

そんなとき相談室の存在を知り、予約をして看護師さんとカウンセラーさんと三人で話をしました。今まで自分の中に溜め込み、もやもや、うじうじと考えていたことをいっぱいいっぱい吐き出し、お二人に聞いてもらいました。

その日をきっかけに私の治療に対する態度、心持ちががらりと変わったように思います。ひどく落ち込んで泣きながら話すような日でも、相談室を出るときには笑顔になれる。

ちょっとした一言で気持ちをふっと楽にできる。これまでなら誰にも話せず、帰りの車の中でひとり泣いて、空元気を振り絞っていたのに。

再婚してから休みなく治療を続け、精神的にも体力的にも、そして経済的にも余裕がなくなり、次が失敗だったら治療をしばらく休もうと夫と話をしていた一〇回目のチャレンジのときです。私たちに奇跡が起きました。

あんなに待ち望んでいた妊娠ですが、正直まだ実感が湧きません。エコーを見ても、胎《たい》動《どう》を感じてもいまひとつピンと来なくて。無事に生まれてくれるかどうかが心配で最後の最後まで安心はできないのかもしれません。

長かった不妊治療を振り返り、いまいろんな想いがめぐります。辛かったとき、悲しかったときに人の優しさに触れたことで、人に優しく、思いやれるようになりました。自分ひとり頑張っていた気がしていたけれど、私はひとりでないとわかりました。頑張れないときは、無理せず休んでもいいのだと知りました。治療を通して学んだすべてのことが宝物です。

三二歳の冬、諏訪マタが私の不妊治療の最後の病院となりました。限りなく可能性の低かった私の夢を、奇跡の妊娠だと皆さんが喜んでくださいました。あの時あきらめなくて本当によかった。一度しかない人生です。皆さんにも素敵な奇跡が起きますように。

〈妊娠にたどり着くまでの道程～Sさんの場合～No15より〉

欲しいのは二人の子、という想い

3　暗いトンネルも抜けてみれば短いと思える

私は結婚六年目。結婚が決まった当初は、いつ子どもができてもいいと気楽に考えていた。当時は夜勤もある変則勤務で福祉施設に勤めていた。夫と顔をあわせる時間も少なく、二年くらいは新婚気分でいたため、子どものことは焦らず成り行き任せだった。

「仕事柄生活が不規則になりがちだから、不妊の検査をしておいたほうがいい」と友達に言われ、軽い気持ちで通勤途中の産婦人科を訪ねた。結婚してからまだ半年ほどなので、問診表に〝不妊〟と書くには多少の抵抗もあったけれど、他になんて書いていいのかもわからずそう書いた。ここからが私の不妊治療の始まりとなった。

検査の結果別段問題もなく、二年間タイミング治療を試みた。この時点でまだとくに焦りもなく、のほほんと過ごしていた私。また、友達に「二年も通ってできないのなら病院を替えたほうがいい」と言われ、諏訪マタへ転院した。

受付で今度は問診表に抵抗なく不妊と書き診察室へ。前の病院で一通りの検査はしてあったものの、すべて仕切り直しと思い、再検査を希望した。

治療の場は変わっても、しばらくはタイミング治療で行くことになった。ここなら絶対子どもができるという妙な確信をもって毎回通っていたところ、半年経って自分の周りでは出産ラッシュ。兄弟に子どもができ、うれしい反面、うちは何でできないんだろう?という気持ちが湧いた。職場で自分よりあとに結婚した同期にも子どもができた。

施設の利用者からは顔を見るたび、「どうして子ども作らないの?」と聞かれ、誰かに子どものことを言われるのが嫌で仕事に行きたくなくなってしまった。

些細なことで泣いたり、人に八つ当たりしたり。そんな様子を見て、夫が仕事を辞めることを勧めてくれた。よくよく考えて、好きな仕事だけれど、今の自分にはそうするのが一番いいと思った。

退職して一年は自由に過ごすことにした。まずは体内時計を元に戻し、夫との時間を大切にした。このときは今までにないくらい本当によく遊んだ。おかげで、暗い崖っ淵から無事に復活し子作りにもまた意欲が出てきた。そんななか私自身は少しずつ体外受精を考え始めていた。

ところが、夫からは「そこまでして欲しくない」という返事。泣いた。泣いて、泣いて、そして考えた。でも、これだけは絶対に妥協できない!!　夫の説得にかかった。取りあえずできるだけのことをしてダメならともかく、やらないであきらめたら絶対に後悔する。

思いを伝え続け三ヶ月くらい経った頃、「体外受精の勉強会があるんだよ」と夫に話すと、「行ってみるか」と思いもよらない返事がかえってきた。ガッツポーズをしたい気持ちだった。勉強会では私以上に夫が熱心に話を聞いていた。勉強会から一ヶ月後、最初の体外受精を行うことになった。

体外受精をすれば、もう大丈夫という勝手な期待のもと、一回目の体外受精はなんだかわからないうちに終わってしまった。また次があるからと、その後二回、三回と回数を重ねたが結果は出ない。毎回泣いて泣いて泣いて自分を責めた。考えることはすべてマイナス。毎日がつまらない。無意識のうちに自分を悲劇のヒロインにしていた。

季節は夏。体外受精をして結果待ちの不安な二週間。私の苦しみは頂点に達しようとしていた。夫は飲みに出かけ、いつものように帰りが遅い。今まで感じたことのない孤独感が私を襲う。またダメならどうしよう……私がこんなに不安でいるのに、なんで夫は私を一人にして出かけたのだろう。普段なら、何でもないことで大ゲンカになった。言葉にならない想いを涙とともにぶつけた。

子どものことにこだわり続ける私に、「そんなに子どもがほしければ、パートナーを替えるしかない」と夫からの一言。鈍器で殴られたような気分だった。そして気づいた。

——辛いのは、私だけじゃなかったのに、夫にこんなことまで言わせてしまった。夫も相当に辛かったんだ。

女は不妊の話も友達にべらべら話せるけど、男の人はそうはいかない。一人で抱えていた夫のほうが心の重しは大きかったにちがいない。欲しいのは、この人との子どもなんだ。他の人とじゃない。

この出来事をきっかけに再度一緒に頑張ることができた。そしてその頃から私は治療のたびに相談室に足を運ぶようになっていた。思うような結果が出ないとき、ひと泣きさせてもらうと、家に帰って泣くこともなくなった。

「まあ、気長に気楽にやればいい。二人でいるうちは二人の時間を楽しもう」、そんな思考に変わっていった。こうのとり外来のスタッフのおかげで、通院そのものが楽しくなった。

結局、その後三回目の挑戦で念願の妊娠。回数を重ねるうちに、自分の妊娠そのものが想像しにくくなっていたものだから、判定日に先生から妊娠を告げられても自分に起きていることのようではなかった。それからじわっ～と込み上げてくる想いに、涙が滲んだ。

不妊治療開始から五年。初めてのうれし涙。暗いトンネルも抜けてみれば短かったような気がする。この間、たくさんの人に支えられ、すごくたくさんのことを考えた。不妊治療を経験しなければわからないこともたくさんあって、不妊治療に費やした年月が自分の人生にとってもプラスだったと今は考えられる。

お腹の子をこの腕に抱くまでもちろん不安はある。けれど、神様と周りの人たち、そしてお腹のこの子に感謝しつつ、これからは何があろうと下を向かずに笑って毎日を過ごしていくつもりである。

〔夫婦、気持ちの伝え合い～Fさんの場合～No17より〕

4　つぎの診察日が待ち遠しくて夫と通った日々

深夜、夫の交通事故を知らせる電話です。緊急手術に次いで脳低体温療法と、その後六ヶ月間で計六回に及ぶ手術を行いましたが、一向に回復せず、体は日ごとに硬直して動きませんでした。

しばらくしてリハビリをはじめたものの、車椅子に座ったまままったく身動きできない状態でした。そんなある日、病院のロビーでテレビを観ていたときに、「一瞬先は光」という言葉が耳に飛び込んで来ました。それからはその言葉を二人の合い言葉に、希望をもって頑張りました。

その結果、リハビリの先生方のご尽力と本人の並々ならぬ努力もあって、夫に奇跡が起きました。一人で歩けるようになり、リハビリに通院できるまでに回復したのです。

一緒に過ごす時間の尊さとともに、夫の存在をこんなにいとおしく感じたことはありませんでした。自然と次の目標は、私たちの子どもがほしい、と思うようになりました。

事故の前から不妊治療を行っていた私たちは、地元の施設を離れ諏訪マタで八年ぶりの不妊治療を再開しました。マッチ棒くらいの子宮筋腫《きんしゅ》［註：子宮の内側または外側にできる良性の腫瘍］が十数個、そのうえ右卵巣嚢腫に左チョコレート嚢腫［註：子宮内膜症が卵巣に発生、古くなった血液が卵巣の中に溜まっている状態をいう］という予想を上回る厳しい結果を告げられ、診察を終えました。

そのまま入った相談室では、不妊治療の副作用による体調不良や、そのために漢方薬に頼っていたこと、夫の事故、年齢的にチャンスは限られても妊娠に挑戦したいことなどなど、このときはなぜか不思議にこれまでの辛い経験を楽な気持ちで話せました。

今までの経験からしても不妊治療に痛みと精神的苦痛は付き物だと覚悟して来たのですが、諏訪マタでの初診はまったくそんなものはありませんでした。むしろ癒されたという感じ。そして次回の診察日が待ち遠しくて夫と一時間半の道のりを二人で通いました。

実際の治療に入り、緊張と不安でいたときにかけていただいた言葉や、うまくいかなかったときに申し訳なさそうにされたお顔、説明も単刀直入であり、わかりやすく頼もしい吉川先生が私たち夫婦は大好きでした。

「妊娠してますね」と先生から夢のような言葉を聞いたとき、体中の力が抜けてしばらく立ち上がれませんでした。結婚一七年目にして、夫の奇跡についで授かった命です。吉川先生に出逢えた幸運と感謝の気持ちを、この『倶楽部Kounotori』に残して、ここ諏訪マタを卒業いたします。

Kさんの夫より

この間、不妊治療のためにいろいろな病院へ行ってみたり、利くと聞いた漢方薬を試したりしました。

私が交通事故に遭い障害者になってしまい、赤ちゃんはもう無理だとあきらめていました。そんなときに諏訪マタの吉川先生のもとで診察を受けるようになり、希望の光が射しました。結婚一七年目で赤ちゃんを授かり、二人で大喜びしました。

それからの私は、今まで通りリハビリに通いながら、妻のサポートも行っています。赤ちゃんが生まれて来るまでに、もっともっとがんばり、立派な父親になりたいと思います。

〔諏訪マタを卒業する日　夫婦の絆と～Kさんの場合～No6より〕

5　子どもを授かるにはいくつものステップがある

結婚は「してみた」もののなかなか独身気分が抜けず、仕事が大事だった私には、子どもがほしいなんて気持ちは正直「みじん」もないと思っていました。なのに、なぜいま不妊治療をして体外受精まで行っているのか……。

初めて相談室を訪れたとき、夫婦二人でも楽しいのにどうして子どもがほしいと思うようになったのか、治療は続けるべきか、自分でも整理のつかない漠然とした気持ちを親身に聞いてもらって涙が出ました。

治療を始めたときに、自分を追い込むようなまねはしないと思っていたのに、気付かないうちにそうなっていたこと、本当は辛かったんだと認識できました。その日をきっかけに、治療についてもう一度夫婦でじっくり話をしました。

体外受精にステップアップしてから、採卵時はもちろん、胚《はい》移植をした日も妊娠判定の日も、いつも一緒に来てくれる夫には感謝でいっぱいです。子どもが本当に私たちにとって必要なのかまだわかりませんが、この人とだから治療も頑張っていられるんだなとは感じています。

泣くほど悩んだ体外受精でも、簡単には妊娠に至ってくれず、本当に一歩一歩なんだと感じています。子どもを授かるということは、奇跡、神秘に近く、生まれて来るその日までにはいくつものステップがあり、私たちは今いくつくらいまで経験できたのだろう?ふとそんな風に物事を考えられるようになった不妊治療の体験は、私の人生にとってプラスでした。

注射の苦手な私と、針を刺すのを見てもいられない夫。いつか「よくやったね」と笑って話せる日が来ることを、今はただただ信じて前に進むしかありません。

まだまだ迷いは尽きず、結論も出ず、感情も日々変化して明日はまた言いようのない辛い気持ちになるかもしれません。そんな想いを繰り返しながらも、私は常にひとりじゃない、その気持ちだけは強くあります。

Mさん夫より

結婚して二年目、二人してどうしても子どもがほしいと言うわけではありませんでした。妻の年齢的なこともあり、縁あって諏訪マタに通い始めました。妻は仕事を続けながらの通院で、治療と仕事の両立は大変そうでした。

一年ほど通院したものの良い結果は得られず、体外受精について二人で話し合いました。私は当初、体外受精は母体にも負担がかかるので、治療には否定的でした。ただ、このまま続けても時間ばかりが過ぎていくだけですし、体外受精に賭けたいという妻の気持ちもよく理解できましたので、体外受精をやってみることにしたのです。

そして初めての採卵の日。妻のために何をしたらいいのか、わかりませんでした。妻の不安も大きかったろうと思います。麻酔から醒めかけた妻が、看護師さんに「赤ちゃんできるよね」と声をかけていた様子に、自分にできることはしてあげたいと思いました。

所詮、男には精子を提供することしかできません。一緒にいることで少しでも支えになればいいと、なるべく通院には付き添うようにしています。今まで治療を受けて感じたこと、それは不妊治療は夫婦で行うもの。だって二人が共に望んだことなのですから。

〔治療に付き添ってきた僕たちの思い～Mさんの場合～No８より〕

男性不妊の現実

6　受けた心の傷に耐えた夫

自分たちに子どもができない……わかったときは本当に何も考えられませんでした。

「まさか、どうして」「なんで私たちなの」と何度も思いました。

そしてその原因、無精子症を告げられたとき、絶望の淵に落とされた気分でした。しばらく泣いていたような気がします。精子の数が少ないとか運動率が悪いならまだ望みはあるのに、無精子症では厳しいという考えがあったからです。どれだけの時間が過ぎたか、横にいる夫は、と見ると冷静を保っているように見えました。

「ごめんな、俺のせいだもんな」と何度も言い、本当にすまなそうなその姿を見て、「この人はどれだけ辛い気持ちを我慢しているのだろうか。私の何倍も声を出して泣きたかったはず。私のほうに原因があったのなら楽だったのに」と思いました。

その後夫は数ヶ所の病院をまわり、精子が見つかる確率は二〇パーセントという手術に臨むことになりました。ところが一週間後の結果は、大きな期待をしていただけに、とても落ち込みました。

怖くて怖くてたまらなかっただろう手術。体の傷もさることながら、夫の受けた心の傷はどれほどだったでしょう。抜糸の時に、他に方法はないのか、もう一度手術したら何とかなるのかと必死に聞いたそうです。医師の答えは、他人の精子を使うか、養子をもらうか道は二つだ、と。どちらにも心は向きませんでした。

そんなとき知り合いから、諏訪マタの連絡先を教えてもらいました。名前だけは知っていました。しばらく二人でいろいろと話し、出した結論は「やっぱり前向きにやっていこう。可能性はゼロではないと信じよう」ということでした。

諏訪マタ初診の日、吉川先生の診察の結果は、私たち夫婦が三〇代後半であること、睾《こう》丸《がん》から精子を探して顕微《けんび》授精という方法の体外受精でないと無理なこと、さらに夫の血液検査結果から妊娠できる確率はおそらくそれほど高くない、というものでした。

診察を終え訪れた相談室では、金銭面の質問やらこれまでの治療で不安に感じてきたことなど、夫の状況を踏まえ、今後の治療の流れや目安について担当の専門スタッフの方に納得するまで説明してもらえました。

おかげで採卵及び精子回収術への決意が新たに固まりました。それに、前の病院では説明のなかった、体調の変化でも精子が見つかる可能性があることや、一回の手術がダメでも二回目、三回目で精子が見つかった例もあると聞き、迷いはもうなくなりました。

そうして受けた体外受精の一回目。私たちの卵が受精していると聞いたときは嬉しくてうれしくて二人で抱き合って声を上げ泣きました。「受精したということは精子が見つかったということよね」。私のその言葉に、夫はボロボロ涙を流していました。

この人はどれだけ苦しんでいたのだろうかと改めて思いやられました。どうしてもこの人に赤ちゃんを抱かせてあげたい。貴重な受精卵は着床《ちゃくしょう》［註：受精卵が子宮内膜に接着すること］して妊娠することができました。今後無事に出産まで辿り着けるのをただただ祈るだけです。

〈諏訪マタを卒業する日　夫婦の絆と～Rさんの場合～No６より〉

7　二人の未来のためにとった選択は

早く結婚し若いお母さんになるのが夢でした。でも結婚できたのは三八歳。すぐに地元の総合病院で診察を受けました。待合室は、妊婦や赤ちゃんを抱いた母親たちばかり、辛い待ち時間でした。

病院で夫婦での診察を勧められ、不妊治療専門の病院に転院しました。全国でも有名な不妊専門病院での検査の結果、夫側の原因で不妊治療は不可能なことを告げられました。ここでダメならばこの先どうすればいいのか……すがる思いで病院長に尋ねたものの、その返事と態度はとても冷たいものでした。悲しくて切なくて夫婦で落ち込みました。

その後わずかな情報を頼りに諏訪マタに辿り着きました。しかし諏訪マタは距離的に遠く、片道一〇時間以上もかかります。悩みましたが、「最後の砦《とりで》」の言葉の通り、私たちに残された選択肢はもうほかになかったのです。

高速を使わずに一般道を行くのでいつも出発は夜。朝五時頃に病院に到着し診察がはじまる時間まで駐車場で寝て待ちました。

覚悟を決めて始めたものの、想像以上に通院は辛く、家に戻っても二、三日は疲れがとれません。もちろん金銭的にも大変でした。どれだけ続けられるだろうか、少し不安がよぎりました。

二回目の体外受精で、数値は低いものの陽性反応が出ました。一週一週気を抜けない通院となり、喜びと不安でドキドキしながら何とか八週目を迎え、一〇週目には晴れて諏訪マタを卒業すると思った矢先の流産。次の日すぐに手術となりました。吉川先生が心配していた頸管《けいかん》妊娠［註：子宮外妊娠の一種］だったため、手術中、出血量が多く大変な手術になってしまいました。

以前なら、子宮ごと摘出になっていたし、このまま妊娠を継続していたら、とても難しい出産になったといわれました。吉川先生と赤ちゃんに、私は命を助けてもらったのです。

ところが、この流産をきっかけに今までは黙って見守ってきてくれていた私の両親が、年齢のこと、通院の負担などから、これ以上の治療には反対だと言ってきました。この頃、一つ残っていた凍結卵を移植することを考えていた私は、両親の言葉に動揺しながらも、移植を行いました。低いながら、すぐに妊娠を示す数値が出ました。お腹の中で懸命に頑張っているはずの命を前に、私の気持ちはどこか落ち着きませんでした。

――前回ダメになった回のときの卵だから、きっと弱いんだ。こんなことなら、今のうちにダメになり、新たに採卵からやり直し、良い卵で治療したい。

そんな想いが私の中に渦巻いていました。

両親が心配していること、自分の気持ちのコントロールができなくなっていることを正直に夫に伝えました。「人に言われて気持ちが揺らぐようなら、治療などしないほうがいい」そう叱られました。また「自分はどんなときでも信じてる。あきらめない」と夫は言いました。

やがて妊娠反応はなくなってしまい、一瞬でもダメになればいいなどと思った自分を心底悔いました。

私は夫が不妊の原因だということについて一度も責めたつもりはありません。しかし今度のように、治療がうまくいかないことへの不満を感情的に夫にぶつけてしまっては、結果的に夫を責めたことになったのではと反省しました。今日来て、また二日後に診察に行くといったときでも、夫は仕事をやりくりし、時には仕事を終えそのまま一睡もせずに車を運転してくれました。根をあげたり、愚痴をこぼしたことは一度もありません。自分にできることは精一杯するという夫の姿勢は、一年間変わることがありませんでした。

体の不安、両親の心配、通院による経済的、身体的負担など、いろいろなことを考えるとやはりこの先ずっと続けるわけにもいかないと思いました。採卵できた卵もだんだん質が落ちていっているように感じられました。いつかは終わりがくる。

最後と決めた治療で、またしても妊娠反応が出て、心臓が動くのも確認できました。しかしながら翌週心臓の動きは止まってしまい、それをもって妊娠へのチャレンジは終えることになりました。

諏訪へ行かなくなってからは、とてもつらい日々を過ごしました。毎日涙が止まらず、引きこもり気味になりました。でも私よりも夫のほうが絶対辛いはず。だから夫の前では泣きませんでした。そんなある日、夫から一通のメールが届きました。

「今はただ愛しき妻の笑顔だけ見たいと願う。二人の未来のために……どう？」。その文面につい吹き出してしまったけれど、でもとてもうれしかったです。

この手に赤ちゃんは抱けませんでしたが、確かに私は命を宿すことはできました。いったんはどん底を経験した私たちも、希望を持ち、夢を見られました。もう少し若かったら、もう少し諏訪マタが近かったらと思うことは今でもあります。赤ちゃんを抱いている人を見たり、妊婦さんを見るのがまだ辛いときもあります。ただ、後悔はしていません。

いろんな人との出逢いと、諏訪マタでの思い出を胸に、夫とともに前を向いて生きていこうと思っています。

〔諦めるまでは可能性〜Yさんの場合〜No22より〕

表に出てこない二人目不妊

8　子どもがいることが問題なの？

二人目に向けて不妊治療を開始したのは今年に入ってから。このように書くと、一人いるんだからとか、治療を始めてまだ半年も経っていないという声が聞こえてきそうだ。

実は一人目を授かるまでも先生を替え、病院を変え、治療を変え、諏訪マタで吉川先生と出逢うまでに八年かかった。ようやくハッピーエンドで不妊治療を終えたのに、どうしてまた「もう一人ほしい」と思うようになったのか。

欲ばりなのか？　いえいえ、当然起きる感情でしょう。でもこれが周りにはなかなか受け入れられない。だから二人目不妊というのは表に出てこないし、子どもがいることが問題をいっそう複雑にしていると思う。

私の場合、年齢もあり一人目同様早くから体外受精を選んだ。しかし一人目でも二人目でも、やはり辛いものはつらい。残念な結果を聞くたびに、体がまるで二倍も重くなったようだった。どんなに気が重くてもまた明るいママを演じ、治療を内緒にしている義母への外出の言い訳を考えながら、高速を飛ばし家に帰る日々だった。


二人目に挑戦して半年経った今、あと二回のチャレンジで治療をやめる決心をした。夫と何度も何度も話をし、決めたことだ。

不妊治療は出口の見えないトンネルのようである。私たち夫婦は、今までたった一つの出口（妊娠という結果）しか考えなかった。しかし、子どもを授かることだけが出口ではない、そこにわが子が立っていない場合もあるのだと気づいた。

不妊治療を続けてきた中で、家族について、夫婦について、社会制度について真剣に考える時間を与えられた。同じような境遇にある仲間との出逢い、人を思いやる気持ちも以前よりずいぶん増したと思う。孫の顔を見ずにして亡くなった父を想い、命について深く思いをめぐらすようにもなった。

これらのことを思えば、私にとっては不妊治療という体験を通して大きな人生の収穫があったのだと痛感する。私は皆さんも早くトンネルを抜けましょうと勧めるつもりなどない。私は私なりの出口を見つけたので出ることにしたのである。

本当にその苦しみ、悲しみ、痛みがわかるからこそ、これからも頑張っていく皆さんを心から応援したい。そう思っている。

（二人目がほしい私達　二人目不妊～Kさんの場合～No３より）

9　二人目ゆえの悩みもある

今回もまたダメでした。以前に比べると落ち込み方は少ない気はしますが、時おり急に涙が出たりします。

トイレに飛び込んで泣いたり、子どもに対して普段なら怒らないことで怒ったり、夫に対しても知らず知らず口調がきつくなったりと、自分で自分が嫌になってしまいます。精神的な治療も必要なのかしらと思うほどです。

一人目は治療に通いはじめて一年以内に妊娠・出産できました。そのときはただ「赤ちゃんがほしい」という一念でしたが、育てていくうちに「一人できたのだから、もう一人」と自然に望むようになりました。

軽く考えていましたが、一人目より時間がかかるにしたがって焦りもあります。「一人いるから」と人に言われてもなかなか割り切れず、仲良く遊んでいるきょうだいを見ると「早く自分の子にも作ってあげたい」と思います。そして何より私も赤ちゃんがほしいです。

診察に行くとき、いつも実家に預けるわけにもいかず、大抵は子どもを連れて行きます。まだまだ幼いので、治療を待つ間騒いだりしてしまって、そんなときはやはり周りに申し訳なく思います。なるべく短時間で済むよう早い時間に行ったりと気は遣っているつもりです。この原稿を通じて、二人目不妊についての理解をいただけたらなと思います。

M・Eさん夫

そろそろ二人目をと考えはじめ、早一年が経とうしています。一人目は治療期間が比較的短かかったため、今回もすぐにできるだろうと安易に考えていました。治療から半年、まだよい結果は出ていません。結果が出るたびに妻は落ち込んでいます。妻の肉体的、精神的な負担が大きいのなら、治療そのものを考え直す必要もあります。

不妊治療において、私のできることは、とにかく妻の精神的な負担を減らし、いつも前向きな気持ちでいられるよう励ますくらいです。よい結果を信じ、家族で前向きに取り組んでいきたいと思います。

〔二人目がほしい私達　二人目不妊～Mさんの場合～No３より〕

仕事も治療もあきらめない

10　辛さも一時のことだからと言われ

相談室の前を通るたび、「寄りたいな、話したいな」と思いながらも、いつも夕方ギリギリに受付に飛び込んだり、朝一番で診察を済ませ慌てて職場へ向かったりで、なかなか扉をノックすることができませんでした。

判定日、採血した後の三〇分間は、胸がドキドキして緊張感が一気に高まります。「今回こそは……。でもまたダメだったら……」と複雑な想いに捕われます。そして順番が来て先生から結果をお聞きし、現実を受け止める。一連の流れは、何度経験しても決して慣れるものではありません。

一一月のある日、「今日こそは結果がどうであっても、相談室へ寄って話を聞いてもらいたい！」と思っていました。判定結果はマイナス。「あぁ、今回もダメだったか……」、吉川先生やスタッフの方々にあれほど力を貸していただいているのに。この瞬間、本当にごめんなさいという気分になります。

相談室のソファに座った途端に涙が溢れ出しました。そして私は「今日は一番イヤな日なんです」と心に詰まっていた想いを吐き出しました。

結婚四年目、二〇代で初めて妊娠したものの一一週で稽留《けいりゅう》流産〔註：胎児の発育がないまま子宮内に留まっている状態〕。その後なかなか妊娠せず、排卵誘発剤を飲んだり人工授精を繰り返し、判定がプラスと出ても一～二週間後には出血。不妊に関する本も手当たり次第購入し情報ばかりを求めていました。

何か原因や対策があるのならと病院を転々とした時期もありました。体外受精を受けるようになってからは県外へ足を伸ばすようにもなりました。もう何度受けたことでしょう。途中から数えることをやめたので、正確な数はわかりません。

仕事と治療の両立――これは私の中で外すに外せない大きな課題でした。体外受精を望む周期には、毎日の注射と数日に一度の受診。胚移植後、腹痛で何日か休みを取ることもありました。職場を空けると、必ず誰かにその分を負担してもらわなければなりません。治療を受けたいと思っても、仕事とのタイミングが合わないこともあります。年に二、三回しか治療できないときもありました。いっそ仕事をやめたほうがいいと思い悩んだこともありました。

そんなとき夫や上司、仲のよい同僚はきまって、「辞めないほうがいい、その瞬間は辛いと思うことがあっても、それはほんの一時なんだから」と皆おなじように励ましてくれ、今までなんとか続けて来られました。

今回も注射を始め数日してから仕事上の問題が起き、治療を中止するつもりで上司に相談に行ったところ、「このことと治療とは別、治療を続けなさい」とその一言で最後まで予定通りに治療を行えました。

判定後、残念な結果を伝えたときも、「今一番辛いのはあなたでしょう。申し訳ないだなんて……体が回復したら次はいつチャレンジできそう？（仕事の予定表を見ながら）この頃はどうかな？」と温かい言葉をかけてもらいました。私はなんて恵まれた環境にいるのだろう、この日は何度も何度も涙を流しました。

職場への迷惑は避けられない中で、私としては普段自分にできることは何なのかをしっかり考えていくようにしています。感謝の気持ちを忘れないこと、たくさんの方のおかげで、治療を受けられることを忘れずにいたい、とあらためて思いました。

私は子どもに携わる仕事をしています。とにかく子どもたちはかわいいです。笑い顔、くやしそうな顔、今にもこぼれ落ちそうな涙を必死に我慢している顔、また思い切り泣いている顔、毎日いろいろな顔を見せてくれる子どもたちがとにかくかわいいのです。

辛い判定後、一時間半くらいかけて職場へ戻り、その道中ではべそをかいていても、玄関を入る前には気持ちを仕事モードに切り替えます。するとそんな私の心の内を知ってか知らずか、ひざに乗って私の顔をいじったり、絵本を持ってきて読んでくれたり。しおれかけた私の心に柔らかな陽をあててくれる天使たち。

一つの区切りと考えていた四〇歳をこえました。越えても三〇代のころと想いは何も変わりません。でも、いつかは治療にピリオドを打たなくては、とそう思うようにもなってきています。

それがいつかは正直わからないし、どうその時を迎えるのかもわかりません。治療することがもう自分の一部になってしまったので、それがなくなった自分を想像するのは正直怖い気もするのです。

これまで一番力になり支え続けてくれた夫と、今後の人生設計を考えていきたいと思います。

〔決断の時～Tさんの場合～No19より〕

11　不安だった上司へのカミングアウト

結婚したら子どもは簡単に授かるものだと思っていました。不妊治療という言葉は知っていたし、同じ職場に実際、不妊治療をしていた人もいましたが、ある意味、他人事。不妊治療をしていた同僚があるとき、治療に関して心ない言葉を職場で浴びせられ泣いていたのを見て、結婚を控えていた私はとても驚きました。

結婚し、なかなか妊娠しないので自分の中に焦りが見え始めた頃、義弟夫婦に子どもが生まれました。長男の嫁として今後の風当たりが強くなるのは目に見えていましたので、地元の総合病院に検査に行ったところ、子宮内膜症が発覚。はじめて聞く病名に愕然《がくぜん》としました。

もはや不妊治療は他人事でなくなりました。同居している義父母にも状況を打ち明け、子宮内膜症について本も買って自分なりに勉強もしました。腹腔鏡《ふっくうきょう》手術を受け、人工授精を数回試しても反応は出ませんでした。

数年後、年齢もいよいよ三〇代。ゆっくりしていられない。不妊治療に本腰を入れるためには、上司にカミングアウトしなくてはいけません。職場も上司も結婚当時とは変わっていましたが、やはり元同僚の苦労を知っていただけに打ち明けることに不安と恐怖がありました。

覚悟して校長室で打ち明けたとき、校長はじっと黙って聞いた後、「よし、わかった」とまず一言。そして、

「仕事というのは、時間や体の許すときにまとめてやって何とかなるものもあるし、他の人が代われる仕事もある。でも、T先生の子どもを誰かが産んで育てることはできないし、そのための治療も代わってあげられはしない。それに、子どもを授かるにはタイムリミットもあるから、いま最優先すべきは治療だよ。仕事も辞める必要はない。そちらを優先し

ましょう」

こんな心強い一言に私は救われました。度重なる通院のため年休を利用するのに気兼ねはなくなり、同僚に隠すことなく治療をすることができました。

結局、体外受精にステップアップするための紹介状を手に、諏訪マタを訪れました。諏訪マタを選んだ理由は、何人かの同僚の薦めがあったことと、万が一成果が出なくとも、ここで挑戦しての結果ならあきらめがつくと思ったから。

体外受精に関する説明会には夫婦で参加し、それまで体外受精に対しては二の足を踏んでいた夫もこの説明会で気持ちが固まりました。体外受精の一回目は受精卵さえできなかったにもかかわらず、「受精障害かなぁ。それじゃ自然妊娠だってしないわけだよねぇ」と二人で苦笑い。この頃になると、夫婦揃ってある程度冷静に治療に向き合えるようになっていました。

二回目からは受精卵はできるものの着床せず。四回目にかすかな陽性反応が出ました。間もなく反応は消えてしまいましたが、「おぉ!! 私も妊娠できるんじゃん!」と残念なはずなのに妙な感動でした。

少しずつではあるけれど、可能性が高まっているような気がする。諏訪マタを薦めてくれた同僚にそう話すと、「あ、そう思える？　じゃ、妊娠はもうすぐだ」と言われ、その予言通りに次のチャレンジで念願の妊娠を果たしました。

ここまで結婚してちょうど一〇年。私が不妊治療について打ち明けた校長に年賀状で「校長先生のあの一言があったからこそ、私はここまでやって来られました」と報告し、喜んでいただけました。少しは恩返し（？）ができたのでしょうか……。

昔は贅沢な望みだと思っていたのですが、現在二人目妊娠に向けて諏訪マタで再度、体外受精に挑戦中です。

私の経験から言えるのは、治療に没頭しすぎないこと、肩の力を抜くことの大切さでしょうか。不妊治療を始めた頃は結果に一喜一憂し、思い詰めていました。でも職場でカミングアウトして開き直ったところで、肩の荷が降りたのかもしれません。

ただでさえストレスの多い不妊治療です。周りに気を遣ったり、隠し通そうとしたりして、さらなるストレスを抱えるのはとても辛い。確かに環境の違いはあるでしょう。でも、私は最初に覚悟して打ち明けたおかげで道が開かれました。子どもがほしいという切実な想いをわかってくれる人はきっと身近にいます。

私は治療のために仕事や仲間との付き合いを制限しませんでした。仕事を辞めてしまえば確かに、職場や同僚への後ろめたさなどは感じずに済みます。治療にかけられる時間にも余裕が出ますが、収入がなくなると体外受精の費用は捻出《ねんしゅつ》しにくくなります。それに、万が一妊娠できなかったら、その後には何が残るのでしょう。仕事を辞めてしまったら後悔すると私は思いました。

どうせ一回の人生なら欲張ってもいいのではないでしょうか。最初から、仕事に専念とか、治療に専念とか選んでしまう必要はないと思ったのです。欲張ったおかげで私が得たものは数知れません。

何事もがんばりすぎない程度に、また欲張れるだけ欲張って、それでいこうと思います。

（大事にしたいこと～Tさんの場合～No20より）

第三章

語られた人生のものがたり〈後編〉

いつかやってくる「その日」まで

12　「苦悶」の四〇代

結婚して丸一四年、不妊治療歴一二年半。そして〝不惑〟と言われる年を迎えてしまいました。不惑って惑わないことでしょ？　とんでもない！　今の私の心は惑わないどころか、「悶」の漢字がぴったりと当てはまります。

不妊という現実に突き当たってこれだけ長い年月が経つと、確かに表面上はかなり変化してきています。いろいろな場面で出くわす、「子どもさんは？」の問いかけに「いえ、いないんです」とさらっと答えられるし、近しい人たちの「早く子ども作らなくちゃ」の心ない激励に笑顔で返すこともできるようになりました。年賀状の「子どもが生まれました」の文字を見るのが怖くて正月の来るのが苦痛だったのも、最近は淡々と受け入れられるようになりました。

夫婦二人の生活もすっかり定着し、それなりに楽しみを見つけながら穏やかに暮らしています。でも！　でも!!　でも!!!　子どもを授からないことに対する苦悩が減ったわけでは決してありません。むしろ、年を重ねるごと、若い頃にはあった希望の灯が、弱く小さくなっていくのに内臓をねじられるような感覚、正に〝苦悶〟という言葉がぴったりな心境なのです。

その最も大きな理由はやはり、このまま治療を続けていていいのか、迷うというものです。現在私たち夫婦の生活サイクルは、繰り返される体外受精の治療を中心に回っています。でも、長くやっていると心にも体にも負担がかかるし、経済的な面の負担もバカになりません。

また、夫は私よりさらに三歳年上。今すぐ子どもに恵まれたとしても、その子が高校卒業前に夫は定年退職を迎えることになります。こんな年をとった両親では子どもがかわいそうではないかしら？　いえ、それ以前に育てられるのかしら？という想いが常につきまとっています。

合わせて、私自身の人生について考えるときも気持ちが揺れ動きます。三〇代半ばに差しかかったとき、不妊治療のためそれまで頑張ってやってきた仕事を辞めました。そのこと自体に後悔はありません——というより、後悔したくないのです——が、定職がなくアルバイト的な仕事を細切れにしている今、もう一度社会に出て思いっきり働きたいといった欲求も強くなっています。

子どもを授かることのないまま人生を終えていくのであれば、私の生きた証は何になるのだろう。せめて仕事を通してでもいい、私という一人の人間が生きたという印をどこかに残したい。四〇歳の今が残りの人生を賭けるような仕事に出逢えるラストチャンスではないかしら、という焦りが出てきてしまうのです。

また、こんな疑問もあります。私は、本当に子どもがほしいのかしら？　もちろん、熱望していますよ。でも、それはなぜ？　子孫を残したいから？　子どもが好きだから？　ただ妊婦になりたいの？　時々自分で自分がわからなくなるときがあるのです。

自分自身がほしい！というよりも、もしかしたら跡継ぎを切望している夫や両方の両親の期待に応えなくてはいけない。いい妻であり、娘であり、嫁でありたい。自分を認めてもらいたいがために子どもがほしいのではないか……と。

今年に入って、この悶える気持ちに拍車をかける出来事が起きました。

今までずっと独身でいた義弟が〝できちゃった婚〟になったのです。喜んであげなくてはと思いつつも、私たち夫婦がどんなに望んでもかなわなかったことを、偶然の形であっさりと手に入れてしまった彼らに対し、素直に祝福の言葉を送れませんでした。また待ちに待った次男の嫁と孫が一緒にできることを知った義父母は、もちろん大喜び。私の前では気を遣かってくれているのを感じながらも、何気ない言動の一つひとつの中にその喜びの大きさが伝わり、跡継ぎの産めない私の心は余計に「悶」の状態から抜け出せなくなってしまいました。

私の中に湧いて出ていたいくつかのざわざわした気持ちを、私はこんなふうに納めることにしました。「子どもがほしいのはやっぱりこの世に生を受けたものすべての本能である。どんなにうまい言葉で美化しようが、純粋に愛する人の子どもを産みたいという本能のままこれからも行動する」と。

私には、すてきな財産がた～くさんあります。信頼し最後まで任せてみようと思える、ここ諏訪マタのスタッフの方たちがいます。そして何よりもかけがえのない一番の財産、互いにいたわり合い、一緒の人生を歩む夫がいます！　これからもお互いを何よりも大切な存在と言える夫婦でありたいと思います。まだまだ、私に力を与えてくれるものはたくさんあります。私はまだしばらく治療を続けるつもりです。

情けない四〇歳かもしれませんが、これが私、そして私たち夫婦の人生です。「惑う」「苦しむ」「悶える」でも怯むことなく歩いていきます、いきたいです。「望む」「願う」「信じる」人生にひたむきでありたいです。

〈四〇代になっての治療について～Aさんの場合～No12より〉

13　やめる決心はきちんと納得してから

「あなた方ご夫婦の場合、間違っても自然妊娠はありません」。その言葉が、私たちの不妊治療の始まりとなりました。二八歳、結婚三年目を迎えた春のことです。

居住地域の総合病院にはじまり、その後は夫の転勤のたびに病院を移り、いつ終わるのか終えられるのかさえわからない治療の日々が続くことになりました。ただひとつ「いつかは絶対、めぐり合える」と信じる気持ちだけが支えでした。

しかし現実はとても厳しいものでした。もう、今となっては覚えていないほど繰り返した人工授精でも一度として妊娠反応は出ないまま。そして三番目にお世話になった病院で体外受精を勧められ、採卵から胚移植までを都内の有名病院で受けることになったとき、私は三三歳になっていました。

一時的とはいえ、治療のため都内まで通うとなると、精神的、経済的負担はそれまでの比ではありません。不安を抱えたまま受けた二回の体外受精、特に二回目の胚移植は私にとって、思い出すのも辛い経験になってしまいました。激痛を伴った移植の後、四時間以上出血がとまらず、私は痛みだけでなく病院への不信感を抱えて帰宅することになったのです。そして結果は二度とも陰性でした。

七年目にして大きな挫折がやってきました。痛みはもちろん、痛みを受けたときの状況に耐えられなくて、治療をあきらめてしまったのです。頑張ろう、頑張ろうと思いすぎ、一生懸命になりすぎたせいもあったのかもしれませんが、一度失くした気力はどうやっても戻ってきませんでした。

転機が訪れたのは四一歳のときです。その頃の私は、これからの人生を夫婦二人で暮らしていくのだと思っていました。そんなある日、友達が子どもを連れて私の職場にひょっこり顔を出しました。まだ産まれて数ヶ月の小さな赤ちゃんの手が、何気なく差し出した私の人差し指を思いのほか強い力で握り返してきたとき、自分でもびっくりするほど愛しく思ったのです。

こんなことはよくあることなのに、母性としか言いようのないその感情が涙と一緒に溢れてくるのを、そのときの私は抑えられませんでした。

——ああ、そうだった。私は自分のこの感情にきちんとまだ向き合っていなかった。

ちゃんと納得していなかった。

ちょうど私の母が根津先生のことをテレビで拝見して、「あなたが女の赤ちゃんを産んだ夢を見たのよ。まだあきらめられずにいるのなら、最後のチャンスのつもりで行ってみたら」と背中を押してくれたときでもありました。その話を夫にしたところ、「お母さんの夢、現実にしてあげたいね」と。

それでも、体外受精という言葉とともに蘇ってくるあの痛みの記憶が、何よりこの年齢で今更という想いがしばらく私を躊躇させました。

——これは私たちの身勝手なのじゃないだろうか。万一、授かったとして、それでその子は本当に幸せなのだろうか？　何より健康に産んであげられるのだろうか？　でも、今のままでは私はこの先、絶対に後悔する。

そう思って、四二歳という遅すぎる不妊治療の再開を決心したのです。

初めて諏訪マタの「こうのとり外来」を受診した日の緊張は、今もよく覚えています。けれど、初診の日から間をあけず体外受精の説明会があり、医師をはじめすべての医療スタッフが強い信念でこの治療に向き合っていらっしゃるのが伝わってきたこと、そして患者である私たちはなおいっそう強い気持ちと責任が必要だと感じつつ二人とも決心が鈍らなかったこと、さらに採卵時には必ず、子宮に受精卵を戻すときは場合によって麻酔が使われることが私にとっては何よりの安心材料となりました。

こうして諏訪マタでの治療が始まりました。最初の体外受精で初めての妊娠反応が出たときのうれしさは、言葉で言い表せないほどでした。しかし残念ながら、心拍を見ることなく稽留流産となり、年齢の壁を痛感しました。

その後も一度妊娠しましたが、やはり胎児の染色体異常［註：染色体の「数的異常」または「構造異常（転座）」といわれるもの」により流産となってしまいました。疑陽性と告げられたこともあったものの、（妊娠を示す）ＨＣＧの値はとても低く、厳しい状況です。

――もう考えどきかもしれない。

そう思い始めた頃、たまたま診察が土曜日だったその日、急いで仕事に戻る必要もなく、初めて相談室のポストにカルテを入れました。そこからは今まで心の中に溜め込んでいたいろいろな想いが、ときに涙も一緒にどんどん溢れ出していました。以前の治療で辛かったこと、まだあきらめきれずに続けている治療への不安や想い。

それまでの私は少しでも効率よく事を進めようとするあまり、気持ちにゆとりを持てませんでした。診察のあとは早く仕事に戻ることばかりを考え、相談室に寄ることなどまったく思いもよりませんでした。が、その日をきっかけに、時には仕事を代わってもらったり、家事も少し手を抜いてみたり、努めて時間のゆとりを持つように心がけました。できるだけ相談室に顔を出すようになると、次第に気持ちの整理をつけながら治療に臨めるようになりました。

もちろん、仕事で休みをとるのはそんなに簡単ではありません。誰かに負担をかけることになれば罪悪感となって残ります。でも、おかげで頑張れたという想いがあれば、返せる機会はきっとあるはずです。何より私にとって今一番大切なことは、限られた時間の中で心も体もなるべくいい状態にもっていくこと、一回一回の治療を大切にしようと思えるようになりました。

諏訪マタにお世話になってそろそろ二年半、最初の不妊治療からは一七年、私は四四歳になりました。私たち夫婦の不妊治療はどこまで続くのだろう……いつかあきらめなければならない日が来るかもしれない。でも今はまだ排卵もあり、可能性はゼロではありません。

今度こそ、やめる決心はきちんと納得してから。そうすることではじめて、この不妊治療を後悔しないものにできると思うからです。もちろんここまでやってきたことは、私たち夫婦にとって大きな意味があります。今日までの治療の期間どれだけ話をし、ケンカをし、笑い、泣いてきたことか。時には相手を傷つけながらも真剣に向き合ってきたのです。

私が落ち込んでいると、ばかばかしくなるくらいおかしなことを言いながら、「ほらほら、おかしかったら笑わないと体に悪いよ」とおどける夫に、彼によく似た子どもがいたらどんなに面白くて楽しいだろうな、などと思ったものだし、この先もきっと、何度もそう思うことでしょう。

辛い現実と向き合う中で、夫と確かめ合えた想い、その絆はかけがえのないものです。私たち夫婦にとって、諏訪マタの存在は暗いトンネルの案内人かもしれないな、と思うときがあります。妊娠というゴールをもって笑顔で抜けられるかもしれないし、その願いはかなわなくても頑張った（自分たちなりに完走した？）という想いで振り返ることになるのかもしれません。

いずれにしても、ちゃんとトンネルを抜けるため、私たちにできるのは、先生を、スタッフの皆さんを、病院を信じ、自分たちにできる努力をしながら前に進むことだと思います。

（四〇代、私達の選択〜Nさんの場合〜No18より）

ぼくたち夫の役割

14　あの日の知恵と勇気でつかんだ幸運

忘れもしません。土曜日の午前中の診察に向かうため妻を乗せ、岡谷インターを目指して高速道路を走っていたときです。大きな事故があって、車が大渋滞のなかストップしてしまったのです。待っても待っても車の列は動きだす気配がありません。このままでは診察時間が終わってしまいます。

私は、妻の実家の父に電話をし応援を頼みました。一方、妻には車を降り高速の脇を走る側道まで降りて行くように伝えました。下では彼女の父親が待っているはずでした。

妻にとっては大冒険です。たまたま着ていた真っ赤なコートはただでさえ人目につき、車を降りて路側帯を歩きだした彼女を他の車の人たちが一斉に注目します。ガードレールのワイヤーを乗り越える瞬間は、彼女のそれまでの人生の中で一番人の注目を集めた瞬間だったでしょう。妻は手にひっかき傷をこしらえながらも、なんとか診察に間に合ったのでした。

ぜひ、通院しているご夫婦に言いたいです。奥様だけでなく、ご主人も一緒に知恵と勇気を出し合って、やれることはみんなやってみましょう。結果がついてくるかどうかは誰にもわからないことです。それならなおのこと、やれることはやっておかなければ悔いを残すことになります。しかも、夫の協力がなかったばかりに悔いを残したとしたら、すまなかったではすみません。

私たちもそれなりの事情を抱え、自然に任せていたのでは人生の日も暮れ、子どもを授かることはなかったでしょう。諏訪マタに行こうと提案したのは夫の私です。診察も説明会も相談室も、できるかぎり一緒に行って話を聞かせてもらいました。

そんなことはとても男の自分にはできないと、抵抗を感じられる方もいらっしゃるかもしれない。でも男のプライドなんて、妊娠・出産においては何の役にも立ちません。男にできることなんて、せいぜい車の運転と精子の提供くらいなものです。診察台に上るわけでもないし、大きなお腹を抱えて家事をするわけでもありません。

反対に、奥様がご主人に気を遣う必要などもまったくないのです。二人で知恵と勇気を出し合って前に進む、それしかありません。

私たちは、あの日、高速道路の大渋滞からの脱出をあきらめませんでした。結果はどうであれ、やれることはみんなやってみようと思っていました。

不妊って渋滞に巻き込まれたようなものです。人生の時間を気にしながら動けないことにイライラしている状態です。だとしたら乗り越えるしかありません。二人で力と気持ちを合わせてやったことなら、それはとても貴い体験です。

大きな子宮筋腫もあり年齢的にも四〇代半ばというハンディを乗り越えて、妻が初めての妊娠に至ったのは、私たちがあきらめなかった結果です。

一緒に通院している多くのご主人は、きっと私以上に奥様を大事になさっているにちがいありません。他方で、どう関わってよいかわからないでいるご主人がいらっしゃれば、もう一歩知恵と勇気を出して、自分がやれることは何か奥様に相談してみてはいかがでしょう。

自分ひとり孤軍奮闘しているのではないと伝わるだけで、どれほど奥様の気持ちは勇気づけられることでしょう。相談室での一時は私によくそんなことを考えさせてくれる場所でした。皆さんもぜひ、お二人で相談室に顔を出されるようお勧めします。

〔夫の立場としての治療とは〜Oさんの場合〜No14より〕

15　妻と一九回目の体外受精に挑戦中

日本人の一〇人に一人が、不妊で悩んでいると聞いたことがあります。結婚をして八年目を迎えようとしている私たち夫婦にとっても、この問題は深刻であり、現在二人で力を合わせて治療を受けています。

妻が子宮内膜症で苦労していること、子どもができにくい体であることは、結婚前から承知していました。それでも、結婚して二、三年のうちはもしかしたら自然に……という淡い期待もありましたが、その後、病気のことも考えて不妊治療（体外受精）を行うことにしました。

治療をはじめて四年目が過ぎようとしていますが、妻の負担も非常に大きく、毎回「これで最後だよ、絶対今回は大丈夫」と、頑張っている姿がかわいそうに思えるときもあります。長男の嫁としてのプレッシャーもどこかで感じているのでしょう。夫として恥ずかしい話ですが、ダメだったときの妻の顔を見ると、どのように対処してよいのか正直困るときもあります。

最近になり私は、体外受精の説明会に出かけました。妻も一緒でしたが、彼女は前にひとりで話を聞きに行っていました。すると、どうでしょう。そこでの説明がわかりやすいのにとても感心しました。また、夫婦で参加できてよかったとそのときに思いました。帰りの車の中では次回に向けて、気持ちも新たに頑張ろうと盛り上がりました。現在、一九回目の体外受精に挑戦中です。信ずれば夢は必ずかなうものだと思っています。

Kさん妻より

できあがった夫の原稿を読んだところ、書かれている以上に普段から私に対しての気遣いや優しさがあるので、そのことについて少し書き足してみたいと思います。

判定の日の朝、病院に向かう私に「もしだめだったら今夜は残念会ね」と、お酒の大好きな私のために飲み会を企画してくれます。治療が休みの月は泊まりがけでどこかへ連れていってくれます。二人の共通の趣味が温泉ということもあって、治療に一緒に行けるときは朝風呂に始まり、諏訪までの道中の温泉場をはしごです。

夜九時三〇分の注射を諏訪マタで打つ日も、その前に一風呂。体外受精前の不安な気持ちをリラックスさせるのに、大切な時間になっています。

説明会にしても、二時間はかかるよと言うと、最初は「長いなぁ」と言っていた夫でしたが、いざ始まると吉川先生の説明を食い入るように聞き、「あっと言う間に終わった、出て良かったよ」と言ってくれました。

こんな調子で、とにかく私たちはまだまだあきらめません。やっぱり夫の支えあっての今までですし、そしてこれからだと改めて感じているところです。

〔夫の立場としての治療とは～Ｋさんの場合～№14より〕

「夫婦」から「家族」へ、もうひとつのかたち

16　養子とともに歩む人生を選ぶ

私は三〇代半ばから四〇歳までの数年間、諏訪マタでお世話になった。

体外受精の回数は、初めのうちこそ把握していたが、そのうち数えるのをやめたので詳しくはわからない。相当数に上るはずだ。

当初は毎回の治療のたびに大きく一喜一憂し、期待に反してダメだとわかったときのダメージは耐えがたく、帰りは必ず車の中で大声で泣いた。

今でもよく覚えているのは、何回目かのトライでのこと。今日は受精卵をお腹に戻す日だからと仕事を休んで、戻すことが可能かどうかクリニックに電話で確認した際、「受精

はしているが、戻せる状態ではないので来院しなくてもいい」という説明を受けたことがあった。

電話だけでは納得できず、とにかく病院に行きますと答えて家を出た。見せてもらったその受精卵の写真は、素人の私が見ても状態が悪く、とても着床に至るとは思えないようなものだった。

このとき、何度も何度も頑張っているのにこんな結果しか出せない自分自身があまりに情けなく、私は初めて診察室で泣いてしまった。いつもなるべく冷静にと思っているのに、このときはどうにも耐えられなかったのだ。

その出来事があってからだと思うが、私はいい意味で治療について少し肩の力を抜けるようになった。あまり大きく期待をし過ぎない、たとえダメでもせっかく諏訪まで来てるんだから温泉でも入って帰ろうとか、何か楽しみを見つけて、自分を落ち込ませ過ぎないように、気持ちをコントロールしようと心がけた。夫との会話でも「最近強くなったね」と言われ、「打たれ強くなったかな」などと笑って答えられるまでになっていった。

おそらくその辺りから、漠然と治療を〝卒業〟するとすれば、どんな形なのだろうと考えるようになったのだと思う。治療の卒業なら、すなわち妊娠・出産であってほしいし、その期待ももちろんまだまだ大いに持っていたが、反面でもやっぱりダメなのだとしたら、どうやってやめるのかな？とも考え始めていた。

あるとき、先生に聞いてみたことがある。いつまで治療は続けられるものなのか、どうなったらやめるべきなのか、と。先生の答えは「排卵があるうちは続けられる」というものだった。

それはそうだ。それならばまだ当分続けられそうだとうれしい反面、では排卵がなくなるまでは卒業しないのか、どこかで意を決してやめられるものなのか、何をきっかけにやめる気持ちが固まるのか、そんな決心を自分はつけられるのかどうか……などなど。治療そのものへの想いと並行して、治療の卒業に向けての迷いや悩みが次第に強まっていった。

そんな中、私が模索し始めたのは養子を迎えることだった。治療を卒業して夫婦二人の暮らしをエンジョイする、もちろんそれも大事な選択肢だが、それよりも、血縁はなくとも子どもとともに歩む人生というのはどうだろうか。里親［註：里親には、養育里親・短期里親や、虐待を受けた子どもを養育する専門里親などがある］に関してまったく知識がなかったので、ネットなどでいろいろ調べてみた。そして、重要な点に気がついた。それは年齢だった。

一口に里親と言うが、実際のところ近年は特別養子縁組をするケースが多い。従来の里親は、産みの親に代わって子どもを家庭で育てる役割をする人のことで、親ではない。子どもは産みの親の姓のままだし、里親とは法律上の関係はない（とはいえ、大事な家族であることに間違いはないが）。対して特別養子縁組では、裁判所の厳格な審判を経て、子どもと産みの親との法律上の関係はなくなり、養親のみが子どもの実の親になる。実の親子となんら変わりない関係になるというものだ。

里親になることに、年齢的な規制はあまりないものの、特別養子縁組を組むには、親と子の年齢差が四〇歳くらいまでが望ましい、といった表現を見つけ、私はおやっと気になった。中には、特別養子を望む人は四〇歳までと、年齢制限を設けた紹介機関もある。

理由としては、子育てに費やす体力とか、教育のための経済力とか、そういったことがあるようだ。それにしても四〇ならもうすぐやってくる、さてどうしよう……。治療の卒業をまだ決心できてはいなかったが、一方で、「里親→養子縁組」という方法も、私の気持ちの中では次第に現実味を帯びていった。

ただ、夫の気持ちは、私とかなり違った。血のつながらない子どもを育てるというのは、とても責任の重いことで、自信が持てないというのが当初の反応だった。子育ては多分とても大変なもので、その大変さを乗り越えていくには自分の血を分けた子だからという事実がないかぎり、根を上げたくなってしまうのではないか、踏ん張りが利かなくなってしまうのではないか、そう捉えていたようだ。

私が子どもなんて皆かわいいと言ってみても、そんな簡単なことではないと、とても慎重に考えていた。それもそうだろうと思う。不妊治療の原因になっていたのは私なのであって、夫に問題はなかったのだから、なかなか自分の子をあきらめきれない気持ちが強かっただろう。また、男性ならではの責任感の強さも、より慎重な発言につながっていたのかもしれない。

その辺り二人の話し合いは、しばらく平行線を辿っていた。しかし、年齢のことが気になっていたのも事実だったので、迷いを残しながらも、私たちは里親登録をした。

里親に登録したところで、すぐに子どもとの縁があるわけではない。なにより、まだ制度のこともしっかり把握し切れていないし、気持ちの整理ができているわけでもない。そこで、私たちは、いくつかの勉強会や研修などに参加した。実際に里親となっている方の話を聞いたり、児童福祉の専門家の話を聞いたり、本を読んだり。そんな中、ある日を境に夫の気持ちが変わった。

当初は、産みの親から子どもを引き離してしまうことに抵抗感を持っていたのだが、研修などを通じて知ったのは、世の中にはどうしても一緒に暮らしていかれない親子があるのだということ。そして、里親や養親は、そういう止むを得ない事情の産みの親に代わって、子どもを大切に育てていくものなのだということだった。

夫の中で、すとんと胸に落ちた瞬間があったのだろう。そこから先は、具体的に子どもとの縁に少しでも近づくため、どうしたらいいのかを二人で考え行動した。

いま思うと、おそらくこの辺りで、私たちは、まだわずかな希望を持ち続けていた治療を〝卒業〟したにちがいない。

その後、ありがたいことに、私たちは子どもとの縁に恵まれ、今は子育ての真っ最中だ。子どもを迎えてから、生活は一変し、自由な時間がほとんどなくなった。毎日が本当に慌しく忙しい。でも、これはおそらく、子育て中の家庭ではどこでも同じだろう。

何より、子どもはかわいくて仕方がない。それは夫も同様で、お風呂に入れたり、保育園に迎えに行ったり、とてもまめまめしく面倒をみてくれている。先日、夫の友人が遊びに来た際、一杯やりながら一言しみじみと、「親ばかってこういうものかっていうのがわかったよ」と語っていた。その言葉を聞いて、私は胸が熱くなった……。

長く治療を続けて、結局、私は子どもを〝産む〟ことはできなかった。けれど、子どもを〝育てる〟ことはできている。子どもを産めなかったことへの後悔も未練もない。この子がなにより大事と思えるからだ。だが、治療が無意味だったわけでは決してない。あんなにたくさん悩んで、涙して、夫ともとことん話し合ったからこそ今があるのだと、つくづく思うからだ。

くじけそうになっても、なんとか自分を励まして、次の目標に向かって努力する、そんな力を不妊治療を通して身につけられたのかもしれない。それでも、一人でなかなか越えられないときには、相談室で話を聞いてもらい、ちょっと弱音を吐かせてもらい、支えられてなんとか乗り越えさせてもらったのだと思う。いろいろと辛いことがあったからこそ、今ある幸せに感謝の気持ちを忘れてはいけないと、強く感じている。

子どもはまだ小さく、かわいいかわいいで今はよいが、今後は血のつながりのことで、大きな壁にぶつかるときがきっと来るだろう。殊に思春期には、間違いなく悩まされると思う。そんな姿に、私たちも心を揺さぶられる場面があるかもしれない。しかし、今からそれを恐れていても仕方ない。悩み苦しむ子どもに、私たちもできるだけ寄り添い、支えてあげるしかないのだと思う、親として……。

〔決断の時～Kさんの場合～No19より〕

17　産むことはできなかったけれど親になれた

今年は吉川先生の夏期休診がやけに長く感じられる。次、卵（卵胞《らんぽう》）が見えなかったら治療はもうやめようか。それとも小さく張り出して来た「養子縁組」のアンテナも収めて、もうすべてを清算してしまおうか……そんな想いがぐるぐると巡っていた。

その夜、時計は一〇時をとうに回っていたと思う。電話が鳴った。前日誕生日だった私に、神様は一日遅れで最高の贈り物をくださった。民間の養子縁組の関係者からの吉報だった。わが子Kとの縁《えにし》を告げる一本の電話、そこから私たち夫婦の新しい人生が始まった。

結婚してから一〇年以上、「不妊治療のために病院へ通いたい」と、その一言が夫に言い出せなかった私。あきらめきれない気持ちを抑え続けて時が過ぎ、四〇歳を間近にしてやっと不妊治療の世界へ足を踏み込めた。その後四年の間に五回の妊娠反応があったものの、それは数値上での妊娠に留まり、命の尊さやはかなさ、生かすことの難しさを身に染みて考えさせられた。

——赤ちゃんをこの手に抱きたい、夢を現実にしたい。

切実な想いは理屈ではなく、私の子宮の奥深いところから湧き出る感情だった。しかし、年数を重ねるごとに卵の質も落ち、受精すらしない現実。自分の卵が出るうちはなんとか治療を継続しようと思いながら、別のところでは里親・養子をもう一つの選択肢に考える自分がいた。

児童相談所で里親認定を受け、里親勉強会に参加した。小学生の子を月に一度預かる体験をさせてもらった。養護施設へボランティアに行った。民間の紹介機関へも足を運んだ。民間にはいくつもの団体がある。とはいえ、夫婦の年齢、性格、経済力と、審査項目が細かく厳しい愛知や大阪方面の団体は、私たちに向いていないと判断した。とにかく私は動いた。必死に動いた結果、一つの扉が開いた。折に触れ連絡を取っていた紹介者がKに逢わせてくれたのだった。

「大きな声で泣く元気な赤ちゃんですよ」と告げられ、初めてKをこの手に抱いたとき、とてもちっちゃくて愛らしい色白の、これは天使だ、そう思った。そのときに私の胸の奥の止まっていた時計の針が確かに〝カチッ〟と音を立てて動き始めたのがわかった。赤ちゃんがほしくて、できなくて、肉体の時間は流れていても心の時計は止まっていたのだと気づいた。

Kを授かった効果は予想をはるかに超えたものだった。夫の両親をはじめ、元職場の仲間や友人知人、近隣のアパートの方々までもが「おめでとう、よかったね頑張って！」と言葉をかけてくれた。しかし私にとって一番うれしかったのは夫の劇的な変化だった。

夫婦二人の生活に慣れ、小さな子どもと触れ合う機会もなかった夫は当初、子どもの世話をするのに消極的だった。ところが泣きじゃくるKをあやすのは夫のほうが断然上手。夜の三人でのお風呂タイムは家族を意識する格別のとき。私は産むことはできなかったけれど、Kの親になれた。それをいつか必ずKに話す日が来る。

子どもは、育てている私たちの愛情を毎日毎日、毎日毎日、確認しながら私たちの子になっていく。そこに嘘はない。裏切りもない。嘘の積み重ねは裏切りになるから、必ず告知をするように、そう紹介者からも言われている。いつか来るその日には、Kが納得するまでKの思いに応えていかねばと思っている。そしてKがどれだけの幸せを私たち夫婦に与えてくれたのかも。

――あなたに、出逢えてよかった、ほんとうに。

昔テレビのCMで流れていた小田和正さんの歌、「言葉にできない」のフレーズを思い出す。

心から、願って願って、願い続けて授かったわが息子Kが、この原稿を書く私の横ですーすーと寝息をたてている。その愛おしい寝顔に涙が流れて来た。

〈それぞれの挑戦～Sさんの場合～No21より〉

患者を〝卒業〟して思う

18　ただ一度の妊娠――それは神様からの贈り物

――子どもがほしい。夫と一緒に温かい家庭を作りたい。

そんな平凡な望みをかなえることがこんなに難しいなんて思ってもみませんでした。色々調べ、辿り着いたのが諏訪マタでした。片道約五時間、仕事も続けながらの厳しい環境でした。

一回目の体外受精で受精卵を見たときはとてもうれしかったです。「頑張ってね、私もがんばるから」という気持ちでした。けれど一回目、二回目と着床せず、次第に子どもができなかったらどうなるのだろう、経済的にもいつまで続けられるだろうかと不安を覚えるようになりました。

五回目で着床し出産した友達がいたので、成功を信じ治療を続けましたが、三回目、四回目と着床しませんでした。五回目のとき、「反応が出てない」という言葉に張り詰めていた糸が切れ、泣き崩れてしまいました。看護師さんや受付の方に支えられて何とか会計を済ませました。

――なぜだめなの？　何回やっても無理なのかなぁ。

帰りの電車の中でも、人目もはばからず泣き続けました。

それから二ヶ月後六回目の判定日。先生から「反応が出てる」と言われたのに、またダメだったのかと思い込み、「そうですか」と小さく返事をしました。先生にもう一度「反応が出てますよ」と言われてはっと我に返りました。やっとやっと私の中に芽生えたその小さな命、診察室を出てじわじわとうれしさが込み上げて来ました。帰宅して夫に告げると夫もとっても喜んで、それからは大切に大切に過ごしました。

心拍も確認でき途中で微量の出血がありドキドキすることもありましたが、それも一週間程度で治まり無事九週目に諏訪マタを卒業し地元の病院に通うことになりました。順調に日々が過ぎ、四ヶ月健診の日、「心臓が止まっている」と告げられました。考えてもいなかった事態で信じられず、どうか間違いであってほしいと願い別の病院へ行きました。

——どうしてこんなことになってしまったの？

ショックで現実が受け入れられませんでした。手術の日、私の赤ちゃんを「連れて帰りたい」と先生に頼んだのですが、「形を留めないから難しい」と言われました。

辛かったです。とてもとても辛かったです。それでも、流産のあとは妊娠しやすいという友人の言葉で気持ちを奮い立たせて、また諏訪マタでの治療を再開しました。七回、八回、九回、きっとまた命に巡り逢えると信じ、期待と落胆の日々を繰り返し、一七回目の胚移植がダメだったときに一時治療を休むことにしました。

そうは決めたものの、心の中では「まだ治療を続けたい」「もう一度行きたい」気持ちでいっぱいでした。ところが、突然椎間板《ついかんばん》ヘルニアになってしまい、一人で歩くのも困難な状態になったのです。気持ちと体が反対方向で、ただただ時間だけが過ぎて行きました。

諏訪マタから「凍結精子をどうしますか」という手紙が届いたとき、最後の治療からすでに三年が経ち、私は四五歳になっていました。とても心残りではありましたが、保存していた精子を破棄してもらいました。

治療から離れた今、私はとても澄み切った気持ちです。とにかく私自身、できるかぎりは頑張ったと思うし、諏訪マタに行かなかったら、どれだけの後悔をしていたかしれません。

夫や協力してくれた家族にはとても感謝しています。私たち夫婦はあの嵐（挑戦）の中、力を合わせてとにかく進んだ。絆も深まりました。今は澄み切った空の下、穏やかな水面の上を新しい方向へと進み始めています。

流産は本当に悲しい経験でしたが、その後妊娠のできなかった私にとっては、ただ一度の体験、神様からの贈り物だったと思います。実際に逢ってこの手に抱きしめることはできなかったけれど、確かにあの子はこの世界に存在していました。
写真のわが子は、いつ見ても本当にかわいらしく、とても愛おしい。病院でのエコーでは、手足をパタパタ動かしていました。私のお腹に来てくれてありがとう、その想いで一杯です。

（治療の終わりがみえる時〜Fさんの場合〜No24より）

❋

19 どんな人生も楽しそうだと、今なら思える

結婚してからもうすぐ九年、本格的に不妊治療を始めてから五年、二つの不妊治療施設にかかり、人工授精は確か五回くらい、体外受精は合計一六回（諏訪マタ以外で三回）、子宮外妊娠二回、妊娠一回（六週で流産）。これが私の不妊治療の主な「戦績」です。
三八歳ごろから、採卵できても受精しないことが増えました。諏訪マタに移って治療を

始めたのが四〇歳になる年。刺激にはあまり反応しなかったために自然周期での体外受精となりました。この頃から、生理周期が乱れたり、採卵しても受精しなかったりすることが増えました。一年ごと、いや、一回ごとに卵の状態が悪くなるように感じてきました。

四三歳を過ぎ、保存しておいた凍結卵二つを移植して、それを最後に不妊治療を卒業しようと思っていました。しかし事前の診察で「採卵できそうな卵が三つある」と言われ、「せっかくだから……」と再び採卵し、受精した一つと凍結卵とを移殖しました。あともうひとつだけ、凍結卵が残っている状態です。

不妊治療を始めたばかりのころは、治療に通うたびに子どもを授からない悲しさや、夫があまり治療に乗り気でないことへの苛立ちに悩まされました。心が痛くて痛くて、少しのことに傷つき、毎回の結果に激しく落ち込んだり泣いたり、大きく感情が揺れました。通院距離でも、お金でもなく、気持ちをコントロールするほうが治療そのものよりも大変だった気がします。

初めての体外受精で子宮外妊娠となった私は、右側の卵管切除の開腹手術を受けました。一一日間の入院、子どもを産んだわけでもないのに傷ついたお腹、情けなくて病院のベッドで声も出せずに涙を流しました。その一年後、今度は左側の卵管に子宮外妊娠をしてしまったのです。そう滅多にあることではないはずのことが、よりにもよって私に起きたのでした。

治療の場を諏訪マタに移して、まずは前のクリニックとの差に驚きました。「ここで治療して妊娠できなかったとしても、後悔はしないだろう」と確信しました。

こうのとり相談室も欠かせない心の砦です。通い始めたばかりのころ、これまでの治療のことや、子どもを授からない辛さを相談室でぶちまけ、いっぱい泣かせてもらって、元気にしてもらいました。

治療を前に私は、自分なりの「患者道」みたいな、ささやかな決意をもって治療に臨むことにしました。「とにかく、医師の治療を信じついていく」「日本一待たせない患者になる」——この二つを守るようにしようと思っていました。

不妊治療を始めた当初は、「何が何でも自分たちの子どもを授かりたい」という気持ちでしたが、その気持ちはずいぶん変わってきたと思います。理由のひとつは、自分の子どもでなくても地域の子どもたちと関わりを持つ機会ができたからです。

治療を始めてから一年くらいしたころから、中学校の部活の外部指導者として、中学生を指導するようになりました。春から夏にかけてはほぼ毎日部活に通います。伸びていく子どもたちを間近で見ているのはとても楽しく、やり甲斐があります。

子どもがいなければ地域との関わりが薄くなりがちで、社会から取り残されていくような気もしていたのですが、今ではそうした感じもなくなってきました。

もうひとつは、養子を迎える可能性について考えるようになってきたからです。自分たちの子どもでなくとも、一緒に泣いて笑って、共に育っていければと思うのです。

ただ、私たちの住む狭い地域では、養子が特別視されるのは避けられません。甥や姪も頻繁に出入りします。果たして周りから同じように扱われるだろうか？などと考えると、まだためらう気持ちも大きいというのが本音です。それでも近々、養子縁組をされた方に話を聞いてみたいと考えています。

今の私にとって、子どもがいないことで「人生にあるべきものが足りない」わけではないと思っています。もちろん、いてくれたらどんなに幸せかとは思うのですが。

長らく治療を続けてきて、「気持ちの防衛本能」はめきめき強くなって、たとえダメでも泣いたりしないように、いいことより悪いことを先に想定して判定に臨むようにはなりました。

しかし、今年「最後の大勝負」のつもりで臨んだ体外受精が陰性《いんせい》で終わったとき、家に帰っても気持ちに整理がつかなくて久々に夫にあたって大泣きしました。あきらめられるつもりでしたが、あきらめたくはなかったのかもしれません。でも、こうして書いているということは、もうずいぶん気持ちの整理がついたということでしょう。

それでもなお、「四六歳で産んだ人がいる」などと言われれば心は揺れます。「まだあきらめなくてもいいのかな」とも思いますが、やめどきは自分で決めるしかないのです。可能性はゼロではないけれど、限りなく低くなっていき、そこに自分の限られた時間とエネルギーを使い続けることに疑問を持ち始めたら、そろそろ卒業なのかな、と思います。

治療をしてきたことに後悔はありません。ここまでやって来なければあきらめることもできなかったのだと思っています。

夫婦二人だけで生きていくと決めなくとも、これからあるいろいろな可能性を探ってみたいと思います。養育里親になるかもしれないし、家をコーポラティブハウスに改造するかもしれない。親が亡くなってから都会に移住するかもしれません。どんな人生も楽しそうだと、今なら思えるのです。

〈治療の終わりがみえる時〜Aさんの場合〜No24より〉

20 「終わり」を受け入れていく中で

何度目かの妊娠判定日のあと、そのまま夫とドライブに出かけたときのことです。高原のカフェのテラスに腰をかけました。いつもは心地よい鳥のさえずりさえその日は煩わしい気がして、すべてがとても重だるく、ついこんな言葉が口をついて出てしまいました。

「ドウシテ、イツマデモ、ガンバッテシマウンダロウ……」

少しの沈黙の後、夫が「もう、終わりにする？」と聞いてきました。私は何も答えられず、アイスティーの入ったグラスの氷を、ただガチャガチャかきまわしていました。

「うん、とも、いいえ、とも言えないよ……」

今思うと、その時が『終わり』を意識し始めたときだった気がしています。受け入れたくないけれど、受け入れなくてはならない「その日」が近づいていることへの不安が私の心を体ごと重くしていたのでしょう。

私が不妊治療を始めたのは結婚三年目のことです。結婚すれば子どもは自然にできるものだと信じていたのに、二年経っても妊娠の気配すらなかったため産婦人科の検査を受けました。ほんの軽い気持ちでした。それから二〇年、何軒かの病院にお世話になり、数年の中断期間はありましたがずっと治療を続けて来ました。

治療の前半はとにかく一生懸命でした。漢方薬に鍼《はり》、怪しげな健康食品から健康茶まで、いいと聞いたら何でも試しました。仕事も続けていましたが、当時は不妊治療というものに職場の理解はなかなか得られず、「どうして休みまでとる必要があるのか」「薬で対応できないのか」「どちらに原因があるのか」と口に出して説明したくない事柄に容赦なく踏み込まれました。

自分が傷ついていくのがよくわかりました。次第に私の心はかたくなになり、友人との約束でさえ治療の周期と重なれば嘘をついて断ることもありました。その頃の私は、きっと自分で自分をがんじがらめにしていたにちがいありません。

人工授精から体外受精にステップアップしたのですが結果は出ず、肉体と精神の両面から限界を感じた私は、不妊治療を休止せざるをえなくなりました。それまで治療のためにしてきたすべてのことを放り出し、治療の記録さえ全部処分しました。

それから数年後のあるとき、友人との会話の中で「どうして子どもがほしいの？」と尋ねられたことがありました。「それは本能としか言いようがない」。自分で口にした言葉なのに、その日からずっと何かがモヤモヤしてきたのです。

——大切に思える人と出逢い、その人の子どもが欲しいと願い、それがたとえ医学の力を借りて叶うかかなわないかわからなくても、私は、子どもがほしかった！　それは私の本能……。やっぱり、あきらめられない。

すでに四〇歳を過ぎていた私は、妊娠・出産できる可能性の低いことを十二分に承知して、不妊治療の後半を諏訪マタで行う決心をしました。

再開にあたって二つのことを心に誓いました。ひとつは自分自身としっかり向き合うこと。つらいときでも、辛いという感情から逃げないこと。もうひとつ、不妊治療を後悔のないように終わらせるために、一回一回のトライを大切にすること。そのためにも日々の食事や健康管理に気を配り、できるかぎり規則正しい生活を送るように努めました。

職場でも、何人かの信頼できる人にはすべてを打ち明け、それがどれほど私を助けてくれたでしょうか。治療の前半ではできなかったことでした。

それでもやはり現実はとても厳しいものでした。結局治療を再開して六年間、私は二回妊娠したものの、その二回とも流産となり、その後は数値の上で反応が出ても妊娠には至らない状況が続くことになります。やがては薬に頼らなければ、生理すら来ないようになりました。

覚悟していたはずなのに、不安で気持ちがギスギスするようになりました。何でもないことに感情が高ぶったかと思うと急に涙が出たり。これは更年期の始まりか、うつ病にでもなったのではないかと思うほど、気持ちの浮き沈みが激しくなりました。

結果は出なくても、現実をきちんと受け止めるために「やりきった」という納得を自分にさせたかった。判定日がくるたびに「やり残したことはない？」と自分に問いかけ、そうすることで少しずつ「終わり」を受け入れていったように思います。そんな私を相談室が支え続けてくれました。

これで最後、と決めた周期には初めて仕事を一週間休みました。最後の胚移植を前に不思議と気持ちは落ち着いていました。このときお腹に戻したのは、夫の転勤に伴う慌ただしさの中で、随分前に凍結保存していたものでした。長い時間を経て私のところへ戻ってきてくれた受精卵に、「戻ってきてくれて、ありがとう」、そう語りかけながら、静かな一週間を過ごすことができました。

こうして私はようやく自分の思いに区切りをつけることができたのです。

治療前半の自分を振り返れば「ああしておけば」「こうしておけば」ということは、いくらでも出てきます。もし、前半の治療だけで不妊治療そのものを終えていたら、もっと年を重ねてから後悔したにちがいありません。私の気持ちは不妊治療の暗いトンネルの中に置き去りのままだったと思うのです。

患者としての生活に区切りをつけてまだ一ヶ月足らず、これから先どうするかまだ何も考えられずにいます。このまま二人で過ごすのか、あるいは……。

でも、この先なにがあっても、どんな人生を歩むことになっても、治療については「よく頑張ったね」と自分自身に言えます。そして、諏訪マタだったからこそ出逢えた皆さんにいただいた想いや時間は、これからもずっと私を支えてくれるでしょう。そう思える時間をいただけたことに、今とても感謝しています。

〈治療の終わりがみえる時〜Mさんの場合〜No24より〉

相談室で過ごした時間

21 よい波に乗れた体験

私は独身の頃から子宮内膜症があり、生理痛もかなりひどくて諏訪マタに通院していました。院長先生からは、「早く結婚して子どもを作らないと内膜症がひどくなるし、子どももできにくいから」と言われていたにもかかわらず、なかなか結婚のチャンスに恵まれないまま三〇代を迎えました。

——結婚しても子どもはできないのではないか。

そういった思いが結婚というものと距離を置く原因になっていたかもしれません。そんなとき夫となる人と出逢い、すぐに結婚話へと進みました。内膜症のことは隠してはおけなかったので正直に告げました。もしかしたら、子どもは望めないかもしれないという私の告白に、彼は一切戸惑う様子もなく、「一緒に生きて行こう」と言ってくれました。うれしかったです、本当に。三六歳の時でした。

結婚後すぐに体外受精を開始しました。しかし、毎回判定日を待たずして生理が始まってしまうので、診察も淡々と短かい時間で終わってしまいます。しかし診察室を出た途端に、ショックと絶望感に襲われて自分が自分でなくなってしまいそうになるのです。

あれは一〇回目の判定のときでした。言いようのない切なさが込み上げた私は相談室のポストにカルテを入れていました。

判定日だった私の気持ちを察してか、カウンセラーさんは静かに「今日は判定日だったんだね」と一言だけ声をかけてくれました。部屋の空気はとても穏やかで温かいものでした。私の口からは、溜め込んでいたものが次々と出ていきました。

これからも治療をしていくのはわかっているけれど、いったいいつまで続くのか、続けていってもダメではないのか、妊娠なんて自分には無理ではないのか……

そのたびに勤務を調整してくれる仕事先の仲間に対して、また同居している夫の両親に対して、そして何より私と結婚していなかったらきっともうパパになっていたかもしれない夫に対して、いっぱいいっぱいの申し訳なさ、それらがどうにもならなく苦しい……

激しい感情を抑え切れなくなり話が混乱してしまった私でしたが、カウンセラーさんはただずっと聞き続けてくれました。そうして気持ちを出し続けていたら、私の話の向きが少しずつ変わっていきました。

今、こうして治療していること、その中での経験や思いはきっと無駄ではない。この先子どもに恵まれなかったとしてもそれは誰のせいでもなく、夫と私の運命なのでは。私には夫がいる。今までの私では想像もつかないような幸せな毎日を送らせてもらっている。常に前向き、プラス思考で、私にはない発想をもっている夫。こんなに尊敬できる人と出逢え、こんなに大切にしてもらっているのに、現状に不満をもってさらに多くを望んでしまっていた。今の幸せが当たり前だと思ってしまっていた。

そんなことに気づいたのです。「すべてのことに意味があるって思うんだね。すごいお話を聴かせてもらった。ありがとう」。カウンセラーさんは涙しながら、そう言ってくれました。私も泣きました。その空間がとっても温かで、気持ちがすうっと楽になるのがわかりました。

たくさんの気づきの体験をしたあとの次の治療で、なんと初めての妊娠反応が出ました。

この奇跡を起こしたのは、あのときのあの時間があったから。今の自分をしっかり見つめ直すことができたから。それできっと良い波がきて、そこに乗れた気がしています。

まだまだ先は長く不安は尽きませんが、やっと逢いに来てくれた赤ちゃんの命の強さを信じ一日一日を大切にしていきたいと思っています。


〈心が緩むということ～Yさんの場合～No16より〉

22　心のヘドロの正体に気づく

結婚して一〇年、「赤ちゃんをこの手で抱きたい」と思う気持ちを持ち続けて、長い年月が経ちました。私たち夫婦の場合は、原因の特定できない不妊症でした。

ハードな仕事が原因で授からないなら、いっそ仕事を辞めてしまおうか。年齢的にタイムリミットは迫っている、でも何とか周囲の期待に応えたい。そんな気持ちで自分で自分を追い詰めました。足りないものは何だろう、何かが足りないからこんなに辛いんだと思いました。

そんな風に自分を否定した生活と忙しさが限界に達したのでしょう。今から一年半ほど前には、朝起きるのも辛くなり、人の言葉や仕草にびくびくし、何かを決める力もなく、話そうとすると涙が出ました。今まで経験したことのないピンチの状態でした。病院でも休養が必要と診断されました。

そんな時、こうのとり相談室にメールを出して今の状態を説明しました。そうしたところ、カウンセラーさんから「心のヘドロのお掃除をしますか」と言われ、早々にカウンセリングをすることになったのです。

その日は諏訪マタにようやく辿り着けたという感じだったので、何をどう話すのか、内容は何も考えて行きませんでした。それがカウンセラーさんを前にした途端、どんどん言葉が出てきて止まらなくなっていました。不思議でした。

普段から私は考えながら話す癖があるのですが、相談室では言葉を引っ込めたり自分を保守することなく、思いつくままに出していました。ただただ想いが湧いて来ました。こんなに自分を解放できたのは本当に久しぶりでした。

カウンセリングが終わって初めて、〝心のヘドロ〟の正体を実感しました。その日相談室ではただありのままの私だったように思います。帰りの車では体が軽くなり、少しずつ元気が出て周りの景色が見えるようになっていきました。それから二週間後の面接は、おそらく一生忘れられないと思います。

前回同様今日の気持ちを話し出していたら、自分が冷たく黒く気持ちの悪い泥の中に手を入れて一生懸命に何かをつかもうとしている姿が浮かんできました。その泥の池は以前から無性に気になっていて、何度も立ち寄ってしまう場所でした。嫌なのに何度も行っては手を入れかき回して、そこに何か入っていないかと探している。何も触れるもののない気持ちの悪い泥……。

「周りに、何かないかな?」とカウンセラーさんが言いました。ハッとしました。泥しか見えなかった私には、周りに何があるかなんて思いもしませんでした。そうして初めてイメージしてみると、周りには楽に息が吸える空気と、花と、青空と緑の山々がありました。

それらを認め、再び目線を下げたらさっきの泥の池はとても小さくなっていました。

ここにこだわることはない、ここには何もないかもしれない、そう思ったら泥の池なんても全然気にならなくなっていました。気持ちが切り替わった瞬間と言っていいのでしょうか、本当に不思議な体験でした。今思えば泥は私の過去の嫌な経験や想いの塊だったように思います。その泥はすべてカウンセラーさんに預かってもらい、相談室から身軽になって帰宅することができました。

その後心の中が少しずつ晴れてきて、「何かしたいなあ〜」と思うようになりました。三回目の面接では今までの振り返りをして、随分と自分の中に意欲が湧いてきていることを実感できたので、カウンセリングはここで終了となりました。

毎回相談室では、何かを言おうとか、自分をこう持っていこうと考えることはありませんでした。ただ、そのときのありのままの自分を出すことで、心を縛っていたものがほどけ、体も気持ちも緩み、いろんなことが受け入れられるようになったと思います。

あの気づきから数ヶ月経ったところで治療を再開し、そして妊娠しました。心身を〝緩める〟ことがいかに大切であるかを学んだ貴重な体験となりました。

〔心が緩むということ〜Hさんの場合〜No16より〕

第四章

患者さんが私を育ててくれます

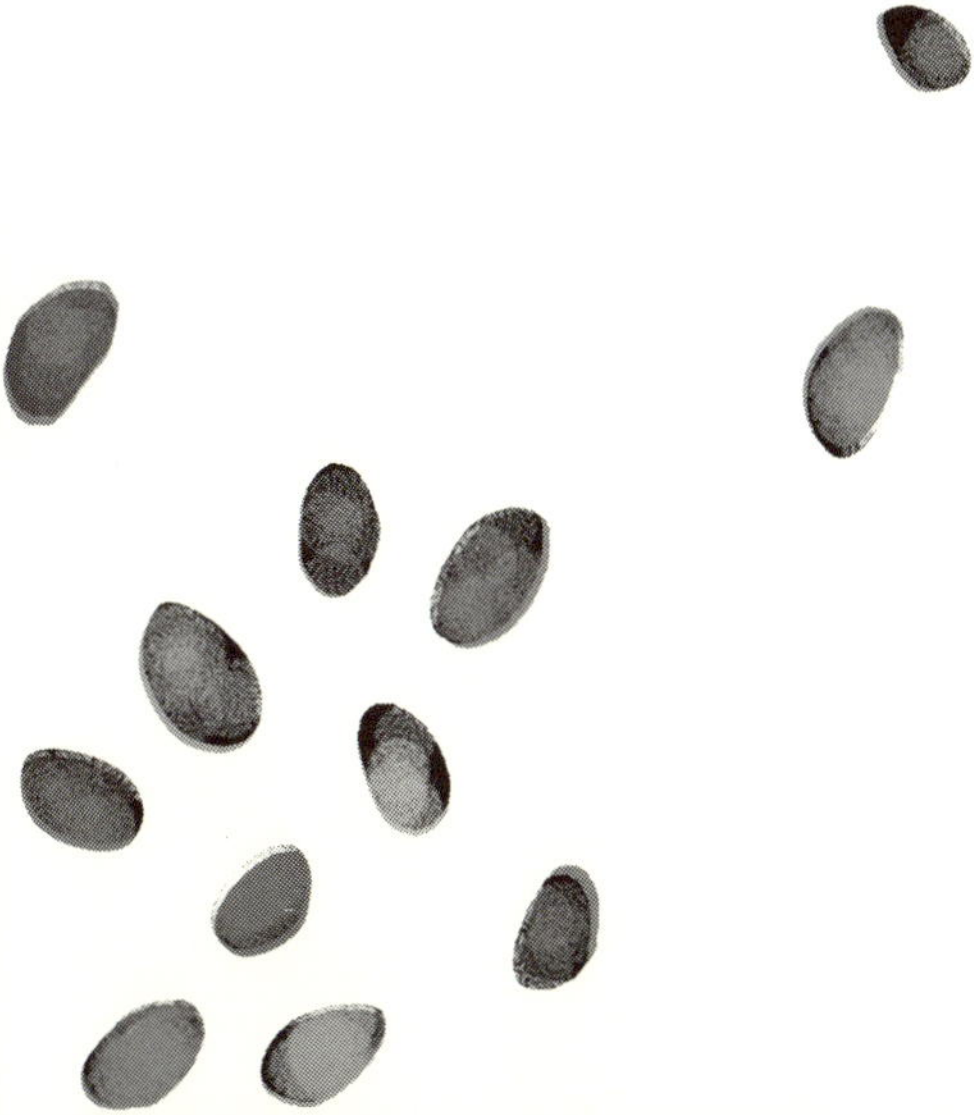

「受容」「共感」「傾聴」が基本

治療での不安を抱えたとき、医療に関する情報の提供を受けることで先が見えてくる場合もありますが、気持ちの部分については簡単にはいきません。誰か一人でも、話を聞いてくれる相手がいる場合はいいのですが、親にも友達にも、時には夫にさえ話せず自身で抱えてしまう場面も決して少なくはありません。

誰にも言えなかったけれどここなら言える、ここでしか言えない自分の想い、そんな患者さんたちの心の拠り所でありたい、それが「こうのとり相談室」の願いです。

カウンセリングの技法と言われるものは世の中にたくさんありますが、私の行っているのは、カール・ロジャースの提唱したパーソンセンタード・セラピーを中心としています。

クライアントのありのままの想いすべてを受け止める「受容」。苦しい、悲しい、寂しい、悔しいなど心の中に渦巻く様々な感情への「共感」。そして体中の細胞のすべてを集中させ透明な心で聞く「傾聴」。いずれも、これができなければ他のどんな技法も成り立たないという〝カウンセリングの基本であり、最たるもの〟とわが師松本文男先生には教えていただきました。

この章では相談室で行っている実際のカウンセリングを、お二人のケースをあげて紹介しようと思います。人は自分の力で元気になっていく絶対的な強さがあること。そしてカウンセラーとしての私のありのままを、伝えられたらと思います。

心の底のマグマ

仕事上での悩みと併せて、治療の先が見えない不安から始まったOさんのカウンセリング。面接の回を重ねるごとにOさんの心はどんどん動いていきました。面接開始から一時間、カウンセリングの終わりには、Oさんの気持ちはどこへ辿り着くのか、といった感じでした。

〈1回目〉＊カ＝カウンセラー

Oさん　教員の研修大会があって、その長として二年前からずっと準備をしているんです。それがとても重荷で。

学校というところは生徒との関わり以外にその他の業務が多く、一人が何役もこなさなければ回らない。私が休みをとると、周りの人がその穴埋めのために仕事が増えてしまう。私もそうやって仲間をフォローしてきたからよくわかる。

今回の役は頑張って乗り切るしかないな、代わりがいないのだからと言い聞かせてきたけれど、そのことを考えると体が震えたり、心拍が上がったりして不安が体に表れてきちゃってるんです。

でも、誰か代わってください、お休みしたい、の一言が皆への申し訳なさと、つまらない自分の中のプライドで言えない。さらにこんな不安定な気持ちで子どもと接していれば、一番はクラスの子どもが大変な迷惑。

精神科に行ったらすぐにシートみたいなのをやらされて「うつ病のなりはじめですね。

大したことないけど薬を出しておくから」って言われて。話なんて聞くムードまるでなし。先の見えない不妊治療も、そろそろ終わりにしなきゃなんだよなという気持ちと一緒になって、もう苦しくて、辛くて。（泣く）

こんな風に自分をさらけ出して話を聞いてもらえるところ、私にはここ、相談室以外にないんです。

カ　ずっとずっとそうやって、自分の責任を果たすために誠実に現場の仕事をこなし続けてきて、そしてさらに仲間のフォローも数々やってきた。その大変さを知っているOさんだからこそ、いま私限界なの、助けてって声を出すことは、とても言えなくて……。

Oさん　うん、そう、そう。（五分くらいすすり泣く）

カ　Oさんの先生姿を現場で見ているわけじゃないけど、見ていなくても、Oさんがどれだけ周りの人に信用されて頼りにされて、そしてそれを自分が苦しくても表に出さず、周りの人を助けて来ていたかってこと、すごく感じます。

Oさん　私、頑張ってきたもん、ほんと、ずっとずっと。いったん社会人になってから大学入り直して教員免許とったから、遅いスタートだった分、なりたかった仕事に就けてがむしゃらだった。でも、理想と現実のギャップにも苦しんで。なんか疲れちゃって……。

（再び泣く）

カ　うん、うん。Oさん今まで本当に頑張って来たんだね、うん、うん。

Oさん　渡辺さんにそう言ってもらえて救われます。ありがとうございます。

〈二回目〉

Oさん　渡辺さん、このあいだのカウンセリングのあと私、学校に行って今の自分の状態を話すことができたんです。そうしたら、なんでもっと早く相談してくれなかったの、ごめんねって皆が言ってくれて……。私言えました。（泣く）

カ　そうだったんだね、皆に言うことができたんだね。

Oさん　はい、なのでしばらくは半日出勤半日休みの勤務になりました。で、あの負担になっていた役も外してもらいました。

カ　そうかぁ、役を外してもらうこともできたんだね。

Oさん　はい。それと私、ここで思いがけずぽーっとできる時間ができていろいろ自分を振り返ってみたんです。そうしたら今回こんな風にうつになったこと、よかったなって。

今までクラスの中の統一を乱すような数人の子どもたち、たとえば教室内をうろうろする子や、奇声を発する子、一斉行動ができない子たち。自分がこうなってから改めてあの子たちと接してみたとき、あぁ、今はそうしないとダメなんだね、とか、そうなっちゃうのが今のキミなんだねって思えるようになって。

今までそんな風に子どもの側に立って気持ちをわかろうとせずに、ただみんなと同じ枠に入れようと指導していただけの自分に気づいて。ごめんねって心から反省したの。

カ　ん——。そうなんだぁ。それで、うつになってよかったって。

Oさん　私に意味があってなったことだって。（泣く）

それとね、もう一つわかったことがある。

カ　うん、うん。

Oさん　学校でのことや治療でのあがきは表面的な問題だったって気づいた。それで気持ちが落ちて体にまで変調をきたしたのは、自分の思考が作ったものだって。

本当の問題は、どうしてこんなにプライドが高くて、自分がやらなきゃやらなきゃって人に任せることが嫌いで、そして言いたいことが人に言えない性格なのかが根本にある問題でした。なんとなくその原因も気づいているんですが……。

カ　うん。

Oさん　（しばらく沈黙）……それはね、親のこと、母親のこと。といっても、何からどう話したらいいのか。体までもがこうなった今、自分の中で絶対向き合わなきゃいけないことなんじゃないかって思えて来た私の心の底のマグマ。そこを続けてカウンセリングしてほしいんです、いいですか？

カ　心の底の、マグマ……

Oさん　そう。そこへ向かうこと、本当はとっても怖い。こんな風に立ち向かう機会が来るとも思ってなかったし、もっと言えば見ないようにして生きて来た。でも今の私ならできると思う。私、一人じゃない、渡辺さんがそばにいる。

〈三回目〉

Oさん　母親のこと。私、ほんとに何回も何回も今まで、お母さんに恨み言を言いたい瞬間があった。けど、年老いた母を目の前にすると、今更って思いにもなって飲み込み続けた言葉があって。

カ　うん。

Oさん　まだ小さい時だった。地域の高校の文化祭を見に行ったときのこと。そこの展示販売品でタオルで作った人形が置いてあったんだ。いろいろな色で出来ていたかわいいものだったんだけど、私はその中でピンクのうさぎがほしかった。かわいかったの、とても。

カ　ピンクのうさぎが、とっても。

Oさん　でも、私は一番ほしいものがなぜか母に言えなかった。心の中では「ほしい」って言ってるのに。そういうことを口に出してはいけないと思っていた。

私が黙っているので母は白い犬の人形を手に取って、それを買っちゃった。私は、違う、違う、それじゃないって思ったんだけど、どうしても言えなくて……。(泣く)

こんなこともあった。中学のとき手芸倶楽部に入っていたんだけど、刺繍の宿題が期限にどうしても間に合わなくて、もういいや仕方ない先生に怒られよう、自分が悪いんだからって思って寝たんだけど、朝になったら出来上がっていた。唖然としてそれを手にしていたら、父親が、お母さんに感謝しろよって。

私は、間に合わないのは自分の責任だし怒られるつもりでいたのに、なんでやってしまったんだろうと思ったから感謝なんて気持ちには全然なれなくて。学校へ持っていったものの、先生に出すときに、これは母がやりましたって自分で言った。先生は、それはいけないなと言ってくれたけど。この時もそう。どうして手を出すんだ、私遅かったけど、自分で最後までやり遂げたかったのに……。

あと、これもまたとっても切なかった話。わりと生活がズボラな母だったので、いつも部屋の中が片付いてはいなかったものだから、急なお客さんがくると慌てて。その日も机やテーブルの下なんかに、ポイポイと押し込んで見えないようにしたんだけど、ぽろりって出てきちゃったとき、お客さんに向かって、「A子がだらしなくて」と言ったときは本当にショックだった。

実の母親が、私の目の前で、何もしていない私に自分の非を押し付けた。ごたごたしてるのは、私のせいだって……。

カ　そうだったんだね。そんなにいろいろ悲しい気持ちになることがあったんだね。

Oさん　そう。どうして、母親なのに、子どもの気持ちを一番に考えてくれないのか、尊重してくれないのか。自分の中の理想の子ども像に当てはめてばかりで、目の前にいる私自身を見ようとしてくれないのか。

言いたいこと、言えなかった。いつでもそう、すべてがそうだった。いつでもいつでも。お母さんは……。（泣く）

カ　お母さんに、大好きなお母さんに、ありのままのOさんを見てほしかった。こっち向いてほしかった。お母さん、私ねって、言いたいことがたくさんあった。

Oさん　そう、そう、そう。うんうんうんうんうん。お母さんに、お母さん、大好きって言いたかった。お母さんにこっち向いてって言いたかった。私は白い犬じゃなくて、ピンクのうさぎが欲しかったんだよって!!

カ　その時、ほんとにピンクのウサギのお人形がほしかったんだね……。（涙）

Oさん　ピンクのウサギ、ピンクのウサギ、ピンクのウサギ、欲しかったよー。お母さん、私ピンクのウサギが、欲しかったよー。

カ　（涙）

――Oさん、激しく泣きじゃくり、一〇分後くらいに泣き止みさらに沈黙――

Oさん　……何だか今、胸のここら辺がすうーっとすごく軽くなっちゃった。自分が泣いたことは、それはそれでとてもスッキリしたけれど、それにさらに渡辺さんが、私の話を聞いて一緒に泣いてくれるなんて思ってもみなかった。

私の悲しさを感じてくれているって思ったら、何だか何だか、それがとっても温かくてうれしくて。母のことは、なぜだろ、今は小さくなっている。

――少しの間――

Oさん　なんか、今度は私、この前感じたのよりもっと強く、クラスの子どもたちのことが浮かんできた。心の底から謝りたくなってきた。

カ　本心で謝りたいって……。

Oさん　そう。もっともっと、子どもたちの心の近くで話、聞いてあげなきゃって。ばかとか死ねとか、そんな悪態つく子たちだって、そんな言葉を言わなきゃならないちゃんとした理由があって言ってるんだって、表面のところで見ていくんじゃなくって、ちゃんとその奥のところに私が寄り添っていかなきゃって。そう。

カ　心の奥に寄り添わなくては、と。

Oさん　前回も言ったけど、うつになってよかったって話。半日勤務になって人に迷惑をかけながらも、時間ができて初めてわかった。人間はゆとりがなきゃだめだってこと。

バタバタと追われていたときには見えなかったもの、感じられなかったものが今は一杯、私の中に入ってくる。そんな気づきが与えられなくて、あのまま突っ走って行ったら私一体どうなったかって思うと逆に怖い、ほんとうに怖い。

だから今回苦しんだ意味は大きい。誰かに自分の内側を話せること、涙を流せること、これがいかに大事かって体験できたことも。そして今日は新たに自分のために人が泣いて

くれるってことがどれだけありがたい気持ちになるか初めて知った……。（涙）

カ それはこちらこそ、です。Oさんありがとう。話してもらえたこと、本当にありがとう。（涙）

最低と言われることが最高？

強迫神経症、パニック障害、うつを若い頃から患っていたHさん。何とか心の安定を図って飲んでいた薬を段階的に減らし、胎児に影響を及ぼす期間を薬なしで乗り越えたい、そのために不妊治療とカウンセリングを並行して行う目的で相談室を訪れたのが最初でした。

数回目の面接時のこと。私はいつも通りHさんの話をじっと聴いていたのですが、途中彼女の発した一言にどうにも我慢がならず感情のままの言葉を彼女に言ってしまいました。

当然Hさんは激怒し「カウンセラーが人を傷つけてもいいんですか?!　あんたなんか最低のカウンセラーだわ!!」と声を荒らげて相談室を飛び出して行ってしまいました。

――あぁ、言っちゃった。Hさんの言う通り、カウンセラーとして最低だな私。

事の大きさに気づいたところですべては後の祭り。本当にどうしていいかわからず、松本先生に自分のとってしまった行動についてご相談しました。

そうしたところ、松本先生からまったく思いもかけない言葉が返ってきたのです。「最低のカウンセラーなんて言ってもらえて、君、最高じゃないか」。私はその言葉の意味がまったくわからず、「えっ、どういうことでしょうか?」と即座に尋ねました。すると松本先生は、

「真剣に聴いていて、君の感情が動いて出た言葉なら、それが真実だしクライアントに伝えていいんだよ。そしてその患者さんも、君との信頼関係があるからこそ最低だ、なんて本当の気持ちをぶつけられたんじゃないか。

これまでにいいカウンセリングができていたということの証。その患者さんはきっとまた君のところへ戻ってくると思うよ。待っていてごらん」

――最低と言われることが最高？　なんで？

いくら松本先生からの言葉でもこの時はまるで理解も納得もできませんでした。私のせいで、Hさんご夫婦が治療に来れなくなってしまった。謝って済むことではないけれど、本当にとんでもないことをしてしまった……。

それからというもの気持ちは塞ぎ、感情がフリーズして喜怒哀楽がなくなっていくのがよくわかりました。眠ることもままならず、安定剤を処方され三ヶ月くらい飲んでいたように思います。

時は経ち、日々は流れ、段々と日常の感覚を取り戻してはいきましたが、それでもHさんへの後悔の念は消えることはありませんでした。

それから二年。なんと、Hさんご夫婦が再び治療をしに戻って来られたのです。

「その節は本当にすみませんでした。自分にとって渡辺さんがどんな存在だったのか、ここを離れてからよくわかりました。これからまたお世話になりたいので、どうかよろしくお願いします」

「Hさん、私こそ本当に申し訳ありませんでした。これからまた、私にできることがあれば精一杯やらせていただきます。帰ってきてくださって、本当にありがとう」

そのあと私はひとり相談室で泣きました。

患者さんとカウンセラーは心の関係

すぐに治療を再開したHさんは、以前より随分と明るく元気になり、受診のたびにご夫婦で今の進行状況などを話しに寄っていってくださいました。治療も順調に進み、すぐに妊娠され、地元の病院へ転院するということで今度こそ本当のお別れになりました。

また月日は流れ、ある日の夕方私の院内携帯に一本の外線が入りました。

「渡辺さん、Hです。いま陣痛室にひとりでいます。微弱陣痛みたいで、今までに何回もフライング入院してるので病院のスタッフや家族にも、またか、みたいに思われちゃってて。

私がパニックを持っているから敏感すぎるって見られちゃうので仕方ないんだけど。でも怖いとか、心配とか不安って気持ちが身内ですら伝わらない。これから本当のお産になるのに、こんな自分で大丈夫かなって。

こんなとき自分のことをわかってくれる人って思ったら、渡辺さんのことが浮かんできちゃって電話しちゃいました。お仕事中なのに、ごめんなさい」

「あぁ、Hさん。よく、よくここへかけてきてくれたね。ありがとう。こちらのことは気にしないでいいよ。痛みが大丈夫なら、少しお話ししようか」

話の続きを聞いているうちに、不安で震えていた声色もやがて落ち着きました。

「渡辺さん、もう大丈夫です。私頑張ります」

「無事をお祈りしているからね！　生まれたらきっと連絡してね」

そう言って電話を置くことができたのです。本当に、うれしかった。

そのときのことを次のワークショップで松本先生に伝えました。

「うん、うん。そうか、それはうれしかったね。良かったよかった、ご苦労様」。松本先生にもそう言ってもらって、さらに喜びが膨らみました。

二年の空白期間をはさみながらの不妊治療と妊娠。そして出産という人生においての特別な瞬間に、私を思い出し、その場へ私の心を運んでくださったHさん。クライアントとカウンセラーは心の関係――まさにそんなHさんとの繋がりを、私は一生忘れることはないでしょう。

第五章

人を生かすカウンセリング

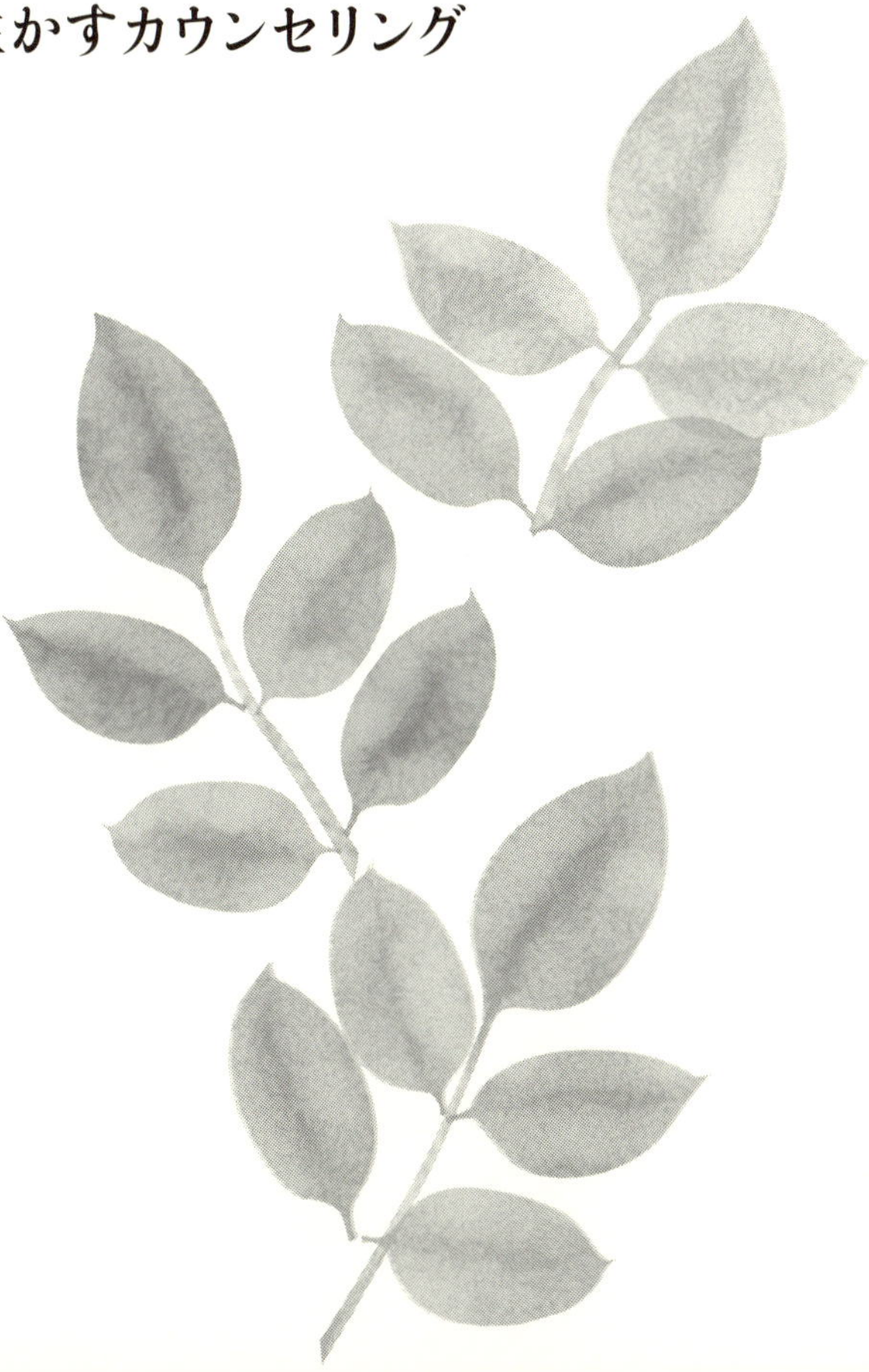

初めてのワークショップで

マミーでの私は、いかにお母さんたちを言葉の魔法にかけて「癒し」「励まし」「慰め」るか、それに尽きた日々でした。

カウンセリングとは、その魔法の力をパワーアップさせるもののように思っていた私は、カウンセラー養成講座を初めて受講した日、頭をハンマーで殴られたようなショックを受けました。それは、松本先生が教室のホワイトボードに「癒し」「励まし」「慰め」と書き、その上に赤色のペンで×をしるしたからでした。

――ちょっと待ってよ、それじゃあ明日から私はどうやって仕事をしたらいいんだ？

帰りの車の中、ハンドルを持つ手が震えて、心臓がバクバクしていたのを今でもはっきりと覚えています。その次の講座の時間で、カウンセリングの勉強はここでの講義を受けることも大切だが、一番は感受性訓練、ワークショップの場に参加し、生のカウンセリングを体験すること、と松本先生はおっしゃいました。

人はその苦しみを同じ深さで感じてくれる人と出逢った時、心も体も温かく軽くなり、体中にエネルギーが溢れ出て自分自身の力で問題を解決していける、それがカウンセリングであり、ワークショップの場ではそれが起きるというのです。

初日に受けた打撃の大きさから、カウンセリングとは一体何なのかを一刻も早く知りたいと思った私は、早速その月のワークショップへ参加することにしました。


松本先生を囲んでぐるっと三〇人以上のグループ。自己紹介をかねた一言ずつの時間でも、すでに苦しそうにされている人もおられました。

セッションが始まり、ある女性から「体の病気で苦しんで死んでいってしまう人は、みんなにわかってもらえていいけれど、死ぬわけにもいかなくて、生きていなければいけないことは辛いです」、そんな言葉が出されたのです。ショックでした。生きていなければならない、そんな生々しい言葉を目の前で聞かされたことは今までに一度もなかったからです。

もう一人の方のお話は、ずっとエリートで来た息子さんがふとしたことから人生の方向を見失ってしまい、お酒を飲んで引きこもりの状態である、ついには最近死をも口にするようになった、というものでした。

「死ぬことを承認してくれ！って息子に言われても困るんです」との言葉に、松本先生は「誰が、困っているんですか?」と聞きました。「私です」という答えに「もう一度お聞きするが、誰が一番に困っていると?」と問いかける松本先生。「だからそんなことを息子に言われるから、母親である私、が困ってしまうと言っているんです！」。

松本先生の表情は一気に曇り、体全体がしんどそうになっていくのがよくわかりました。それと同時にグループの中からすすり泣く声も出て来ました。

少し間を置いて松本先生は、「本当に苦しくて困っているのはほかの誰でもない、息子さん本人であり、その息子さんの苦しみに少しでも寄り添えたなら、息子さんはきっと救えることを、今、祈るような気持ちであなたにお伝えしたい」と語りかけられました。

しかしその女性は大勢の人の前で自分自身が否定されたと思ったのか、顔がこわばり堅い守りに入ったように私には見えました。

二日目のセッションでも、彼女は昨晩と何も変わらず息子さんの窮状と、彼を追い込んだ他者に対する恨みつらみの事柄を言い続けました。

そして、自宅を出るとき息子さんが、「ワークショップになんか行ったって、お母さんは変われやしない。そんなことなら、俺が死なないようにここで見ていてくれればそれでいいから」と言ったという話を聞いたとき、私は涙が溢れて止まりませんでした。

息子さんが向かいたい方向は決して「死」ではなく「生」であること、息子さんが語ったその言葉にこそ、母親であるあなたへの想いがあると、松本先生は昨日よりももっと丁寧に伝えたのですが、残念ながらその女性の様子は最後まで変わりませんでした。

息子さんとその母親の心の距離を知れば知るほど、胸が張裂けそうになり、そこに身を置いているのも辛い時間でした。これが初めて参加したワークショップでのことです。

古い記憶とともに

人が生きること、死ぬこと、心というものの存在自体——何が何だかわからなくなり、次の講座のときに泣きながら松本先生に、初めて参加したワークショップで感じたすべてのことを話しました。すると先生は『mental workshop　心動かす場所』ホワイトボードにそう書いて、「君にはこれがあったんだね」とおっしゃいました。

「訳がわかりません、私。とにかく心がぐらぐらしていて、涙ばかり出ます。どうしたら元に戻れますか？」。そう言う私に、「君はそれでいい。そのままの君でいればいいんだよ」そんな返事が返ってきました。

今まで経験したことのない感情の揺れに、こんなにも不安を覚え、どうしたらいいかわからない、と訴えているのに、先生は私の気持ちを解決してくれるどころか、「そのままでいい」としか答えてくださらない。

——なぜ？　どうして？

結局私は、「ワークショップへ行ってそうなったのだから、これを解決するにはワークの場に行くしかないのだろう」と自分なりに納得させました。

それから毎月、ほとんどのワークショップへ参加し続けましたが、行けば行くほど私の心はさらに乱れていきました。その様子をいち早く感じた当時低学年だった長女が、「お母さん、もうワークというところに行かないで」と泣きながら止めることすらありました。

皆が元気になるはずの場所なのに、どうして私は逆に不安定になっていってしまったのか……。それを知ってもらうには、少し私の過去に、話をさかのぼらなければなりません。

まだ小さくてそれが何歳くらいの出来事だったのか覚えはありません。ある晩、私を産んだ母は私を置いて家を出て行きました。その時、母の後ろ姿を追ってガラス戸に飛び込み、ガラスとともに庭に落ちた私はその破片で大けがをしたのです。母の後ろ姿と真っ白な雪を染めた私の赤い血。それが私の脳裏に焼き付いている一番古い記憶です。

その後、幼い私を抱えながらも仕事に行かねばならない父は、日中私を預かってくれる知人探しに奔走しました。父に置いて行かれる不安が一杯で、一日中部屋の片隅で泣き続ける私が、行く先々でかわいがられるはずはありません。どこへ行っても居場所がなく孤独でした。

そんな生活がしばらく続き、父はある女性と再婚し私に新しい母親ができました。しかしその存在が私にとって悪夢の始まりでした。虐待が行われたからです。そしてそれは体に傷の残るものではなく、ひたすら言葉による〝暴力〟でした。「邪魔者」「お前さえいなければ」「なぜ生きているんだ、死んでくれたらいいのに」と、父のいない間ずっとそんな言葉を浴びせかけられ続け、子どもながらに、どうしたら自分は消えることができるんだろうか、と考えるようになっていました。

父も何も好んで私をそんな環境に置いていたわけではありません。毎日遅い帰宅のため私をひとりにしなければならないのを気にかけ、止むに止まれぬ想いでいたようです。私とすればあんな扱いをされるくらいなら、どんなにひとりぼっちの時間が長くても父と二人で暮らすほうがどれだけましで、どれだけ幸せかと、いつもいつも思っていました。

そんな生活が一〇年余り続きました。高校合格を機に、私は家を出て祖父母のもとへ身を寄せました。アルバイトをしながら教員を目指して勉強に励んだものの、経済的理由によって大学進学は断念し保育士の道を選びました。その後、専門学校、未満児保育園への就職、結婚、出産・育児。そして、諏訪マタへと人生は繋がっていったのです。

マミーを立ち上げて数年後のある日のこと。新聞で「カウンセラー養成講座受講のお知らせ」という記事が目に留まりました。そのとき二人目を産んだばかりの私は、その記事がとても気になり、切り抜いてタンスにしのばせておきました。それから三年、長男が保育園に入ったのをきっかけにして、切り抜き記事のカウンセラー養成講座へ行くこととなったのです。

私の気持ちに起きた変化

ワークショップという場所に身を置いて、まったく思いもしなかった過去の想いが止めどもなく吹き出して、自分の心をどうすることもできなくなった私は、決して言うまいと決めていた言葉を、ついに父に言ってしまいました。

「お父さんのせいで、私はずっとずっと寂しかった。こんないい年になってもその寂しさが消えない。私なんか死んでしまえばよかった、何で生きているんだって思う。こんな風に心が歪んだのは、みんなお父さんのせいだ」

口に出した途端、ものすごく胸が苦しくなりました。父のたまらなく切なそうな顔を見てすぐにその場を逃げ出しました。とりかえしのつかない言葉を吐いた、生まれて初めての深い後悔を味わいました。

それまで参加したワークショップで、私は一度も自分のことを話したことはありませんでした。そこで次のワークショップの時、自分の過去と父への想いについて皆さんの前で話すことにしました。

松本先生は目を閉じ、時折うなずきながら、深いところで聴いてくださっていることを感じました。また、会場の何人かは私の話を涙して聴いてくれていました。すべてを話し終えたその時、私の胸のしこりは確実に小さくなっているのがわかりました。そして帰り道、私の気持ちにある変化が起こったのです。

一つは、いろいろあったけれど、それはすべて過去のこと。過ぎたことに捕われて、寂しかった、辛かった、悲しかったと心を過去に留めて、それで今の生活の何が変わるか？という気づき。

もう一つは、自分は今までのワークショップに、なんて失礼な参加の仕方をしてきていたんだろうか、ということです。松本先生のもとでカウンセリングを学んでいる者です、さも皆さんのお気持ちを感じて聴けていますといった顔をして私は輪の中にいた。だけど実際のところは、他の方の話を聞けば聞くほど心の中がぐちゃぐちゃになっていた。

振り絞るような思いで苦しい胸の内をワークショップに来て打ち明けてくれているのに、その方の想いに対して私は、実に勝手に、自分の過去とダブらせて感情に溺れて泣いていた。

こんな気持ちで出続けていたワークショップ。そう思った瞬間からとてつもなく自分が情けなくて、愚かしくて……

あの日あの場所で、松本先生とそこに居合わせた方たちが、ありのままの私を受け止め、私の想いに涙し、そして私を丸ごと尊重してくださった……。私という人間が大切にされていると真から感じることができて、私はこれまでの人生においての捕われと苦しさから「解放」され、そして間違いに「気づく」ことができたのでした。

その人の気持ちはその人のもの。同じような体験でも、それはまるで違うもの――いく度となく講座やワークショップで、松本先生から聞かされていた言葉を身をもって体験したのです。

本当に、聴ける人になりたい

カウンセリングの神様と呼ばれたカール・ロジャース氏に「君のカウンセリングは本物だ」と言われた、日本屈指のロジャース派松本文男先生。

先生は京都大学で心理学を学ばれた後、東京大学大学院で大脳生理学を専攻されました。そこで脳の研究をされていく過程で、感情と脳の働きの関連性に注目し、シカゴ大学大学院のロジャース研究室で本格的にカウンセリングの研究を行ったそうです。

その後日本では長年教育の現場に携わられ、縁あって故郷長野に戻られたのを機に、カウンセリング研究会を立ち上げ五〇余年、今もなお第一線で日々悩める人たちの生きる支えとしてカウンセリングをされています。長野県でのワークショップの開催はすでに五〇〇回を超え、県下だけでなく全国をも駆け回っていらっしゃいます。

カール・ロジャース氏が提唱した、人格変容のための必要・十分条件の六条件（パーソンセンタード・セラピー）というものがありますが、この六条件の解釈は日本語に置き換えると表現が難しく、解説する人によって随分違いがあると言われています。私たちは松本先生により、大変わかりやすくこれを学習することができました。

1　両者（カウンセラー、クライエント）は心の関係であること

・相手の感情、想いを知る、感じる関係

2

・常識、善悪、上下関係等はまったく邪魔なもの

カウンセラーはクライエントより精神的に安定していること

・カウンセラーの心が乱れているとクライエントの心が乱されてしまうし、ありのままを受け止められない

3

カウンセラーは自己一致・純粋性をもたなければいけない

・嘘、作戦、裏表、診断の目で見ない

・何もない純粋な目でクライエントと接する

4

カウンセラーはクライエントを無条件で尊重する

・尊重されると人は自然と元気になる

・どこまでもクライエントが主ですべてが語られる

5

カウンセラーはクライエントを感情的に理解する

・共感的理解

・体すべての細胞で聴く

6

クライエントの想いのわかった部分を伝え返す

・想いを感じて受け止めた感情をそのまま返す
・それによってクライエントが自分の現在・過去・未来までが見えるようになる

これら聴ける人としての条件が、カウンセラー自身のパーソナリティーに備わればそれが一番だということです。
また先生は、「人は自らの力で蘇る、自己治癒力をもっている」、それをカウンセラーがまず信じること、と説いてもいます。

他にも松本先生からはこんな貴い学びをいただきました。
・人は人で傷つき、人で癒される
・人の気持ちが染み通るように伝わってくる、そんな自分になること
・本当の支えになる人は要求をしない人
・たった一人のための力になれることがカウンセラーの喜び
・相手への好意的関心、愛によって人は生きる
・情を最も大切にして生きていくのが真のカウンセラー

・本当の指導者はクライエント

先生の教えのどれもこれも、私の日々の実践、人生の標《しるべ》となっています。そして何よりも、指導者はクライエントであり、私は毎日患者さんとの出逢いの中にいるのです。カウンセリングを学び続ける者にとって、こんな幸せな環境はありません。未熟な私をこれからも育ててくださるのは、相談室を訪ねて来られる患者さんにほかありません。

第六章

諏訪マタは病院らしくない病院

孤高の人？　吉川文彦先生

こうのとり外来は吉川先生が一人で対応されている外来です。土日祝日に関係なく通年オープンしていますので、夏期一ヶ月間と、年末年始の二週間だけは吉川先生のまとまった休暇、という形で患者さんたちの協力のもと診療をストップさせてもらっています。

早朝からの採卵に引き続き八時半から一二時までの午前診療。終わってすぐに胚移植－手術と続き、昼食や休憩も取るか取らぬ間に三時半からまた午後の診察が始まります。そしてここに週二回の当直も。相当にハードで超人的なスケジュールです。

吉川先生に対しては、「冷たい感じで話しにくいです」とか「もっと丁寧に説明してほしいです」といった声を時おり耳にします。

それがまだ来院して間もない患者さんであれば、当院の不妊治療について詳細を記したテキスト本『こうのとりの贈り物』（現在、第五版）をじっくり読んでもらうことと、治療説明会へ夫婦揃って参加してもらうことの二つを伝えるようにしています。そして、「しばらく通われても最初にもたれた不満が消えることがなければ、また相談室へお入りくださいね」と言い添えることにしているのです。

　すると、どうでしょう。患者さんによっては「先日は吉川先生に対して大変失礼なことを言ってしまい、申し訳ありませんでした。まったく誤解をしていたようです」とわざわざ相談室に伝えに来られる方がおいでになりました。通院を重ねるうちに、吉川先生がいかに大勢の患者さんを抱えているかという状況がわかっただけでなく、先生の治療に当たる真剣さを感じられて次第に心を開くのだろうと思います。

　ここでは、以前相談室で吉川先生について話してくださった二人の患者さんに、そのときの内容を改めて文章にしてもらったものを紹介します。そして、私から見た吉川先生の人となりを皆さんにお伝えしようと思います。

吉川先生が見せた一瞬の感情の揺らぎ——T・Iより

平成一六（二〇〇四）年夏、数回の体外受精を経てようやく妊娠することができました。吉川先生が夏期休暇中だったため、根津先生の診察を受けました。根津先生から「妊娠しています」と告げられたときには、まるで夢のような気持ちでした。

休暇の明けた吉川先生に診察していただいたところ、先生は少し自慢気に「Iさん、ほーら妊娠できたでしょう！」と笑いながらおっしゃいました。

私たち夫婦は自分たちの生活拠点でもある関東地方の病院で不妊治療を受けていました。具体的な不妊治療に入る前に、「卵胞の数や大きさに比べて卵胞の成熟度を示すホルモン値が低い」との理由から「体外受精等の治療をしても妊娠することはないだろう」と言われ、諏訪マタに転院してきていました。初診の際、そんな話を吉川先生にしたとき先生はムスッとした顔で「そんなことはありません」と半分怒ったように答えられました。

その後吉川先生のもとで治療をすることになり、診察のときは「吉川先生＝少し怖い」と緊張しながら診察を受けていたので、先生の「Iさん、ほーら妊娠できたでしょう！」

の一言は、先生の意外な一面に触れた感じがしたのです。

妊娠経過は順調で一〇週の時点で住まい近くの病院に転院しました。出産もその病院でと考えていたので「これでいよいよ諏訪マタも卒業かなー」と漠然と考えていました。また、一六週には双子であるということもわかり本当に幸せでした。

その後順調に週数を重ね、二一週を迎えました。安定期ももうすぐというそのときに悪夢は起きたのです。

年末ということもあり、長野の実家に帰省していた私は、ふとももになにか生温かいものが伝わるのを感じました。最初は「オリモノかな?」と思っていたのですが、どんどん溢れてくる感覚に驚き、夫と母を呼び「破水《はすい》〔註：胎児を包む膜が破れて、中の羊水が流れ出ること。通常は分娩の途中で起こる〕したらしいから、救急車を呼んでほしい」と頼みました。

といっても、どこの病院へ行けばいいのかわかりません。いつも見ていただいている産婦人科は遠方ですし、諏訪マタはもう転院してしまったし……でもやはり諏訪マタしかないだろうと考え電話をすると受け入れていただけるとのことで、救急車で諏訪マタに向かいました。

私たちはその時点で、破水してしまうことがどんな結果を招くのか知りませんでした。

諏訪マタでの診察後、即A病院へ転送されることとなりました。

吉川先生は再度救急車に乗る私たち夫婦に、「あと一ヶ月もてばなんとかなるかもしれない」と励ましてくださいました。そして「Iさん、もし戻ってきても大丈夫だから」とも言って、送り出してくださいました。しかし、このときの私たちには、「諏訪マタに戻る」ということが、具体的にどのような意味を持つのかまったくわからずにいました。

A病院に着き、産婦人科の先生、小児科の先生方から今置かれている状況について説明を受けました。そこで、破水＝出産、という事態に至ることを知りました。

当初は小児科の先生も「なんとか出産できるのでは」と言ってくださっていました。けれど一晩明けると話の向きは変わり、お腹の子どもが双子であることを考えると命を受けた出産の望みは極めて少ないことを告げられました。

そして、二一週と二二週の法的な意味での大きな違いが、私たち夫婦を急き立て、決断を迫りました。まだそれぞれ五〇〇グラムにも満たない赤ちゃん。

望みのないことを告げられた私たちは決断せざるをえませんでした。このお腹の中の命と別れることを……

諏訪マタに戻る救急車の中、私はお腹の子たちに逢うのが怖くてたまりませんでした。

苦しい顔をしているかもしれない、私のことを憎んだ顔をしているかもしれない、「生」を選んであげられなかった私を、きっと恨んで出てくるにちがいないと感じていたのです。諏訪マタに着くと、そんな想いで心が壊れそうになり相談室の渡辺さんをすぐに呼んでもらいました。泣きじゃくり言葉にもならない切なさを手を握り聞いてもらいました。

お腹の処置は淡々と済みました。私にとってはどれほど悲しいことも、吉川先生や病院にとったら日常繰り返されるひとつの事柄、なんでもないことだろうとその時は思っていました。

その日の夜、子どもたちに逢うことができました。二人仲良くひとつの棺に入り、ガーゼで作っていただいたかわいい帽子をかぶっていました。子どもたちは今にも目を開けて笑い出しそうな穏やかな顔をしていました。

子どもたちの顔を見た途端、私の中に今まで抱いたことのない、子どもたちに対する愛情が溢れ出てくるのをはっきりと感じました。

――なんてかわいいんだろう、たとえ目を開けなくても、泣くことがなくても、なんて

かわいいんだろう……。

それは、普通に赤ちゃんに出逢えた母親が抱くのとまったく同じ感情だったろうと思い

ます。そして、わが子を想う気持ちが絶え間なく泉のように溢れ出てきて、私はこんな形でも、母になったことを実感しました。

翌日、退院のため吉川先生に診察していただきました。先生とは、今度いつまた不妊治療が始められるかといったような一般的な話をしました。一通り先生からの話も済んで少し間が空いたときのことです。

「先生!! 私、自分の子どもがこんなにかわいいと思いませんでした」

と不意にそんな言葉が口をついて出てしまいました。今でもなぜ先生にあんなことを言ったのかよくわかりません。考えて言葉を発したのではなく、心の中から自然と湧いて出てきたように思います。

瞬間、先生は何か言おうとして言葉にならず、「ぐっ」と声を詰まらせていらっしゃいました。

吉川先生にとって、今回の件は、悲しくも切なくもない日常なんだろうと思っていました。ところが先生も、声を詰まらせるほどの想いでいてくれたのです。考えてもみないことでした。驚きました。ついで、私たちの下した決断は止むを得ないものだったということを、先生はいつもの様子でお話しくださいました。

今思い出しても、あのときに先生が一瞬見せてくれた感情の揺らぎは、先生が私の気持ちに寄り添ってくれたことと強く感じています。そう感じられたからこそ、それからも諏訪マタで治療を続けられたのだと思います。

子どもを失った悲しみは筆舌に尽くしがたいものがあります。守ってあげなければいけない命を守ってあげられなかったと自分を責めもしました。

しばらくして、私は同じ体験をした方々の本を読んだりしながら、少しずつ心の安定を取り戻していきました。やがて、その悲しみは、私にとっては、乗り越える性質のものではなく共存するものとなったのです。

そんなときでした。救急車で再び搬送されようとした際、吉川先生がかけてくださったあの言葉——戻ってきても、つまり子どもを産めなくても受け入れるという言葉には、先生の想いや優しさのすべてが込められていたんだと、ようやく気づくことができたのです。

その後、吉川先生のもとで治療を再開した私は、元気に産声を上げる赤ちゃんを無事出産できました。その子も今では三歳になり、私はまた次のチャレンジのため諏訪マタに通っています。

医者として、ひとりの人として、こんなに信じられる吉川先生のもとで不妊治療できることを幸せに感じ、もう少しの間がんばりたいと思っています。

私の生涯で最もお世話になった人――E・Oより

七週ですごくお腹が痛くなって、吉川先生に診ていただいたときには「残念だけど心拍が止まっている」と言われました。急には休めない仕事のため処置を二日後にしていただいたのですが、出血が増えて急遽その日の夜九時過ぎに手術になりました。麻酔が切れて目が醒めた真夜中、処置室の横の部屋で空っぽになってしまったお腹を思い、朝までずっと涙が流れました。

――あと数週間で、吉川先生から卒業できるなあ。

やっと出口が見えたと思った矢先でした。実に一五回目の挑戦でした。また一からやり直し、次はいつ質の良い卵ができるかと思うと気が遠くなって死にそうでした。自分で言うのも何ですが、くさらずに根気よく通院してきたと思います。でも今回は堪《こた》えました。

吉川先生に出逢ったのは四年前。タイミング指導だけの前院から転院してきた初診時、吉川先生から「検査を受けて」と言われ、その結果なんと子宮体がん［註：子宮体部（妊娠するところ）の子宮内膜から発生する、がん。近年、年齢に関係なく増加傾向にある］でした。なぜあのガサガサした超音波でそんなことがわかったのか謎ですが、もし先生に出逢わなかったら、私は不妊治療どころかがんが進行して子宮摘出、はたまた命の危険もあったのかもと思うとぞっとします。

がんの説明を受けるために受診した夕方の診察室でのことも一生忘れられません。吉川先生は私たち夫婦の心境に最大限の配慮をしながら、絵を描いてわかりやすく丁寧にじっくり時間をかけて説明してくださいました。

でも、現実が辛くて辛くて何日も泣いて暮らしました。あの時は本当にどん底でした。あそこから今ここまで這い上がって来れたのは、まさに吉川先生のおかげでしかないのです。

医師として、こんなに真摯で誠実な先生はいないと思います。まず、期待をもたせるようなことや、確信の持てないことは絶対に言いません。それが余計に信頼できるところだと思います。モヤモヤしていることを聞けばちゃんと的確に答えてくださいますし、何より先生の診察はブレがない。多分こうだよ、ということは必ずそうなります。

　素人のにわか知識で、こうしたらどうだろう、と思って治療方法を尋ねたときがあったのですが、「それダメだよ。それが効くなら、もう治療法として確立してるから」とばっさりでした。

　他の患者さんからは不満が出ていると噂に聞く診察時間の短さですが、必要なことだけの所要時間なのですし、なにより仕事をもって時間に追われながら通院している私のような患者にとってみれば、よその施設のように無駄に他の人を待たずに済むのはありがたいかぎりです。

『こうのとりの贈り物』のテキスト本や治療説明会があることで能率が格段に上がっているとも思います。そうでなければあの人数を一人で診るなんて不可能です。テキスト本は改訂してすぐに買い直したので二冊持っていますし、フレーズが頭に入るほど熟読しました。先生の不妊治療に対する考えのすべてがあそこに集約されていると思います。そして言葉の端々に「患者のために……」という想いをとても感じます。

朝から晩まで休みなく働いて最近は以前にもまして患者さんが増えてきて、体外受精を行う人もかなりの数です。診察室であれだけの人に逢うのも大変なのに、採卵とか移植とか手術のような神経を使う仕事ばかりで毎日休みもなく、先生の体のことはいつも心配です。

前回の流産後、「仕事と治療との両立は難しい。仕事を辞めようかと思っています」と吉川先生に弱音を吐いたんです。そんな私の愚痴を静かに聞いてくださったあと、「それでもOさんが求めて手に入れた職でしょう」と言われました。

そのときに思い出したのですが、去年流産した際にも同様なことがあったのです。仕事のストレスを理由にいったん休職し治療に専念したい、そのために診断書を書いてほしいと相談したときにも、「不妊は病気ではないから診断書は書けない。同じような状況の中、仕事と両立しながら治療を続けている患者さんはたくさんいるからね、Oさんだけってことはないんだよ」と応じてもらえませんでした。

一瞬、冷たいように感じさせる言葉も、よく考えると、仕事を休んだり辞めて治療に専念するといっても、できない時はできないだろうし、そうやって視野が狭くなるのもよくない、と先生は言いたかったのかもしれないなあ、と思いました。

一五回の撃沈。心も折れるし、気も弱くなる。それでもあきらめ切れない私に、先生は「つぎ頑張ろう。以前妊娠できたんだから！」と言ってくださるんです。

表現はいつもクールですけど（それも素敵なのですが）本当に卒業できる日が来たら、最後には「よく頑張ったね～」と言ってもらえるでしょうか。そのことを考えただけでも涙が出ます。

吉川先生は今までの私の生涯で、間違いなく最もお世話になった人。今回もすごく残念だったけど、妊娠できたこと、去年の流産より心拍が見えるところまでいったこと、進歩だと思うので次こそ卒業を目指します。

診察室から出る時、毎回「先生、ほんとに本っ当～にありがとうございます」という気持ちで頭を下げています。ゆっくりお話はできませんが、せめてもの気持ちです。体にだけはくれぐれも気をつけてこれからもよろしくお願いします。

気持ちには気持ちで

私から見た吉川先生の人となりをお伝えする上で、まずその出逢いから書いてみたいと思います。それは、こうのとり外来が始まってから数年後、吉川先生の治療によって双子を授かった人たちで作られた双子ちゃんサークル、第一期の卒業式のときのことでした。

そこでの証書授与をどうしても吉川先生にやっていただきたいと、お母さんたちからの強い希望が上がりました。当時、マミーにいた私は、このときに初めて吉川先生と接点を持ちました。

証書が刷り上がり、それを先生に見せに行ったとき、「名前、間違って呼んじゃいけないからな、横にちいさく読み仮名を振っておいて。えっとー、これは誰かな……」と、その場で一枚一枚証書をめくり、子どもの名前を口に出して読み始めた吉川先生。

そして、いよいよ証書の授与の日。先生は本当に優しいまなざしで一人ひとりの子の名前を呼び、それをかわいいお手てに渡しました。続いて代表のお母さん、Aさんからの挨拶。

「吉川先生がいなかったら、私たちはこの子らと出逢ってはいません。先生に授けていただいた宝物です。これからも大切に大切に育てていきます。この幸せはすべて吉川先生とスタッフの方々のおかげです、先生、本当にありがとうございました」

会場には温かい涙と拍手が溢れました。そのときの吉川先生の表情はとてもとても柔らかでした。

こんなこともありました。あれは相談室が出来て二年目だったと思います。インターネットが盛んな今の時代、病院の評判もいろいろなサイトで目にします。

ある時、某サイトの掲示板に「諏訪マタのカウンセラーはひどい人」という書き込みがされていました。書き込みの文面からして、いつのどの人との面談だったのかはすぐにわかりました。もちろん傷つけるつもりなど一切なかったけれど、傷ついたと言われれば、何の言い訳もできません。

その掲示板を普段から見ていた他の患者さんらが、「あそこのカウンセラーさんはそんな人じゃない」と私を擁護する書き込みを次々としてくださったのですが、それでも相当に落ち込んだ私は、立ち直りのきっかけをなかなかつかめませんでした。そんな私の様子を見て吉川先生が「今回のこと、結構堪えた?」と声をかけてくださいました。

「ははは、そうだろうな。でも俺なんかしょっちゅう書かれてるからな。俺の気持ちもちょっとはわかった? (笑) でもね、渡辺さんは銀座のママにはならなくていいんだから……」

「え⁈　銀座のママ?」と思わず聞き返した私に吉川先生は、

「つまりね、一〇人入ってきてくれたとしたら、一〇人全員に満足してもらおうなんて思わなくったっていいんだよ。その内の何人かでも、今日ここへ来てよかったと言ってもらえれば、それでいいんだから。今まで通りでいい、お願いしますよ」と言ってくださったのです。

このとき私は初めて吉川先生の前で泣きました。

先生の忙しさは十二分にわかっていても、どうしても先生の意見を聞きたい、と思うことが時々あります。ある時、ホスピスについて書かれた一冊の本と出逢い、その内容にとても心を動かされた私は、先生に「この本を読んでみてください」とお願いしました。

最初は〝なぜ〟という顔をされたのですが、関心を持った点につき説明をしたところ「よしわかった」と本を受け取って、なんと数日で読み終えられたのでした。

それからしばらくして、その本の著者の講演会が関西でありました。休みをとり講演会に参加した数日後、吉川先生から声をかけられました。

「講演会、行ったんだよね。どんなお話だったの？」

感想を求められた私は、講演者の言った一節——ホスピスのことを知ることは、まだ生に間に合う私たちへ、亡くなられた方々が伝え残してくださった生き方指南——がとても心に響いたこと、不妊とホスピス、現場は違うけれど、心の支援のあり方についていてたいへん考えさせられたこと、そのうえで私がやるべきこと、ここでの使命みたいなものをあらためて感じた、と話しました。すると一言、「渡辺さんは、ほんっとえらいよねー」と労ってくださったのです。

「気持ちには気持ち」、それも直球で返してくださるのが吉川先生です。そばにいて、それが一番ありがたいなと感じることです。

夫婦という単位から〝家族〟になりたい。しかし、そこに起こる不妊という事象はその方たちの人生にとってとても重く辛いことだと思います。その人生を変える一助となるべく治療に尽くされている吉川先生の存在は、本当に感謝してもし切れないほど大きなものだと思います。

患者さんからの心からの感謝の言葉をもらうとき、しんどいこともみんな吹っ飛んで元気になれる、だからまた頑張れるんだよ、と吉川先生はよく言われます。

白衣を翻して廊下を歩く先生の後ろ姿に、先生今日も頑張ってくださいねと、思う私です。

愛でみんなを縛る根津八紘院長

私が根津院長と出逢ってからもう二一年の歳月が経ちます。いろいろな思い出があるのですが、ここでは三つのお話をしたいと思います。

まず一つ目。私が院長と出逢った頃の病院の大きさは今の何十分の一だったでしょうか。院長がスタッフを叱るその声が院内中に筒抜けのこじんまりとした施設でした。

その時にあった三畳間くらいの小さな和室、看板は「あかちゃん相談室」だったのですが、そこは患者の駆け込み部屋、いわゆるよろず相談所でした。前任の婦長や今の濱正子総師長が対応し、私を含め多くの患者がお世話になっていました。

保育士として諏訪マタに籍をおいて一一年経ったあるとき、私は一つの決心をしました。「先生、病院はこんなに大きくなったし職員も大勢になったけど、私が患者だった頃にあったあのよろず相談所の役割をどうしても復活させたい。

あの三畳間での患者さんとの関わりって、諏訪マタの心のケアの原点だったと思う。私が一患者としてあの部屋で支えてもらったように、その役を今度は私がしたい。それにはカウンセリングの勉強をしてカウンセラーの資格をとってちゃんとやりたいんです」

そう言い終えたとき、「そうか、そうか、お前がそれをやってくれるか」と涙ぐむ院長の姿がありました。

二つ目。私のデスクマットには院長からもらったメモが入っています。初めて講演を依頼され、その原稿の見直しをお願いしたときについていたメモです。

「なべちゃんへ。言うことなしです。本当に毎日ご苦労様。心からの会話はやり甲斐があると同時に大変心の疲れることです。でも、頼られることの幸せを味わえるあなたは幸せですね。苦労がとても多くても。院長」。上司にこんな風に認めてもらえて働けること、限りなく幸せだと感じます。

そして三つ目。ある会食の席でのことです。ほろ酔い加減の院長はある学術会議へ参加したときの感想からこんな話をし始めました。

「学会というところはまったくもってご都合主義。全然現場の次元に即してもいないで、頭でっかちの会則でただみんなを縛っている。医療は患者さんのためにあるべきなのにな。

そうさなー、俺だったら、俺だったら何でみんなを縛るかなぁ……」

どんな言葉が出てくるかと注目していると、

「愛だな、愛‼　俺は愛でみんなを縛りたいな」。「おぉっ——っ」、一同歓喜の声と拍手でした。

「うちのスタッフ連中は、もう院長の強烈な愛で縛られちゃったから、ここから身動きできないんだぞ。あーーっはっはっはっは」

根津八紘、という人物について世間ではいろいろな見方があります。けれども、日本が抱えている生殖医療の問題について何十年も先駆者として患者さんのための医療を世に問い続け、そしてそれについての自身の主義主張を正々堂々提示し、実践していることは、医師として、いえ、それ以前に一人の人として、心から尊敬しますし、そんな人のもとで働けていることを常々誇りに思っています。

一患者、一主婦だった私が、こんな風に自分の存在に意味を見出せ、生き甲斐といえる仕事を持てて毎日を過ごせていること。それは院長との縁《えにし》のおかげにほかありません。

「すべてに感謝し少しでも人のために」。常々院長が口にし、自らの行動の手本としていることです。その命にしたがって、愛される病院として諏訪マタを守って行きたいと思っています。

テーマは〝愛〟

よく外部の人が当院を取材したり、見学に来られたときに必ず言う言葉があります。それは「病院らしくない病院」ということと、「スタッフの笑顔がいい」ということです。これは大変にうれしい言葉です。

そして私の病院自慢の中ではダントツ、「スタッフ一人ひとりの人柄のよさ」をあげたいと思います。勤続年数の長い人や、出産しても辞めずに院内託児所や病児施設を利用しながら働き続けているというのは、女性が働きやすい環境が確保されているからです。スタッフ同士の風通しのよい人間関係は、当然患者さんにも感じてもらえているはずです。

さらに私にとって、とてもありがたく思っているのは、カウンセリングの有効性を病院全体でしっかり認知してくれていることです。積極的にカウンセリングを学ぼうという自主サークルが存在し、月に一回、夜の三時間ほどですが、これまで多くのスタッフがカウンセリングについて学んでくれました。今までに二回、松本先生を講師に招き、根津院長、吉川先生はじめ病院全体で、カウンセリングの勉強会を開くこともできました。

カウンセリングは、決して簡単にできることではありません。きちんと学ぶべきことを学ばなければ、逆に人を傷つけてもしまいます。しかし、困っている人を前にして、その人の役に立ちたい、自分にできることはないかといった純粋に人を思う「温かな気持ち」があれば、特別な知識、技術などは必要なく、誰にでもできるものだとも思っています。

殊に病院という環境は、なにかしらの不調を抱えている人がいる場所なわけです。それらの患者さんに関わるスタッフが一人でも多く〝聴ける人〟であれば、間違いなくそこは居心地のいい施設となるでしょう。

数年前、東京都内で活躍されている中国医学の専門薬局薬剤師の方たちにカウンセリングを伝えるという機会をいただきました。院内での勉強会とは違って、初めてお目にかかる方々に、私のカウンセリングはどう響くのか、とても興味深く思っていました。

先ほどの院内のカウンセリングサークルで学んだスタッフたちが、私の助手として順番に講義に同行してくれました。二年間で計一一回、本当に東京の皆さんはよく学び、よく感じてくださいました。最後の講義のとき、全回参加した方からこんな感想をいただきました。

「正直カウンセリングは、薬物療法の補助的な手段や気休め的なものだと思っていました。その考えはまったくの誤りでした。

相手を尊重し、色々な思惑を持たずに純粋な心で聴く。自分の想いをきちんと受け止めてもらえる相手に聴いてもらえたら、人は自ずと問題に気づき、解決できるということを教わりました。

また、私たちは日々様々な愛に支えられ生かされている存在であるということに気づくことで、他人《ひと》を愛おしく感じ、すべてに対して感謝の気持ちを持てる自分になれる。それもカウンセリングを通じ教わったことでした。

渡辺さんが私たちに伝えてくれたカウンセリングは〝愛〟でした」

エピローグ——患者さんの心に寄り添いながら

この本の最後にあたり、とっておきのエピソードを紹介したいと思います。

Nさん、治療歴は六年、年齢四三歳。同居していた夫の母親が末期がんで病院から自宅へ戻り、ご夫婦で看病をされていました。夜は母親を真ん中に、三人で川の字になって休んでいたそうです。

ある日Nさんは看病していた夫の母親から一冊の手帳を手渡されました。それはその母親にとっては息子さん、つまりNさんの夫の母子手帳だったのです。「これを持っていればあなたにもきっと赤ちゃんが授かるから」。それからほどなくして、夫の母親は天国へ召されていきました。

「お母さんのことがあってからなかなか治療に来られなくて。生理にもならなかったから、もう治療も終わりになってしまうかもって不安でいたのに、今回はなんと自然に卵が三つも取れて一つ子宮に戻せたんです。

これでうまくいったら、この子はお母さんの生まれ変わりです。お母さんが亡くなるとき、きっと私たちのところに生まれ変わってきてねって約束したから」

それからNさんは鞄の中から大事そうにひとつの包みを取り出しました。「これが夫の母子手帳です。本当に大切なお守りなんですよ」。そう言って、少し白茶けた表紙に昔ながらの万年筆の青インキで名前の書かれたそれを私に見せてくださいました。

四三年前の夫の出生と育児の記録。一枚ページをめくるごとにそこに綴られている成長の証と覚え書き。おかゆドロドロ、つかまり立ち、歯が見えた……文字すべてが母親の愛情に満ち溢れていました。

「お母さんがこうやって大切に夫を育てたように、私も夫の子どもを産んで育てたいんです。ダメだとあきらめていた今回の治療周期だったのに、三つも卵が取れてなおかつ戻せたことがほんと、うれしくて。

それだけを伝えようと思って寄ったのに。ついついこんな話までしちゃってすみません。

渡辺さん、私が妊娠すること、どうか祈っていてくださいね」

心というのは人それぞれのものです。人の心はその時その時、今に存在し今に生きていると思います。そんなことを踏まえながら、患者さんのありのままの姿を〝受け止めること〟、安心して気持ちを言葉にしてもらえる〝空間を作ること〟、語られる人生の物語りに〝丁寧に寄り添うこと〟それらがいかに大切なものかを、八年間の相談室での多くの出逢いで教えていただきました。

日本全国数ある病院の中から諏訪マタニティークリニックがいい、と選んで来てくださっている患者さんたちに、相談室のカウンセラーとしてお返しできるのはただひとつ。相談室の灯りをいつもつけていること。そこに、居ること――。

いつでもお入りください。相談室で、お待ちしています。

〈参考文献（学会発表）〉

「こうのとり相談室にもとめられるもの――設立の過程――」。渡辺みはる。第二回日本不妊カウンセリング学会学術集会（二〇〇三年五月）

「心の拠り所を目指して――こうのとり相談室立ちあげの経過――」。渡辺みはる。日本不妊学会中部支部学術集会（二〇〇三年六月）

「不妊治療におけるメンタル支援――チームでサポートする意義――」。渡辺みはる。第四八回日本不妊学会総会（現日本生殖医学会）（二〇〇三年一〇月）

「こうのとり相談室が不妊患者に果たす役割」。渡辺みはる。第三回日本不妊カウンセリング学会学術集会（二〇〇四年三月）

「当院におけるメンタル支援――こうのとり相談室の一年半――」。渡辺みはる。第四回長野県生殖不妊研究会（二〇〇四年一一月）

「治療継続に揺れる患者心理に寄り添って」。渡辺みはる。第五回長野県生殖不妊研究会（二〇〇五年一一月）

「不妊治療におけるうつ状態とカウンセリング」。渡辺みはる。第三回日本うつ病学会総会（二〇〇六年九月）

「不妊治療における抑うつ状態とカウンセリング」。渡辺みはる。第八回日本不妊カウンセリング学会（二〇〇九年六月）

「うつ病患者の不妊治療をカウンセリングで支え続けた一例」。渡辺みはる。第六回日本うつ病学会総会（二〇〇九年七月）

解説　すべてはその人の感情を大切に扱うことから始まる

松本文男
NPO法人長野県カウンセラー協会理事長

カウンセリングとは何をするのか

一般の場面で落ち込んでいる人には「激励する」とかその逆に「活を入れるとか」「成功体験を伝える」「努力して乗り越えた人について話してみる」等々があります。身体的困惑については「慰める」、「治癒した個人の例」を伝えるなどが普通に見られることでしょう。

しかしこれらのことを行っても、〝人格の変容〟や〝身体の機能活性化〟に関してはほとんど何の役にも立っていないようです。では役に立つアプローチとは何なのでしょうか。

それは、クライエント（患者・来談者）の、その時点での〝感情をずれなく受け止める〟ことにあります。

「死んで早く楽になりたいから殺してくれ。これが私の今の唯一のお願いだ」という相手に「ドクターにお知らせする」とか「この睡眠剤を飲んで寝ればよくなる」とか「生きていれば良い時が必ずくる」とか、まして「私は殺人できません」とか言えば、さらに興奮することになり、一層苦しみと怒りに満ちる言葉が出るかもしれません。

そうではなくて、「今は苦しくて一分・一秒でも早く死にたいという思いだけなのね」というように相手の感情に沿うように全身・全霊を込めて応えると、自分の思いが伝わったという安堵感、この人は信じて良いという信頼感、さらにカタルシス効果（心中の黒い固まりを解放した安らぎ）が生じ自分の現在の状態を少しずつ整理した思考が働き始めます。

このように心の中心部分にある感情や思い（現実的には、悲しみ・苦痛・不安・驚怖・寂寥感・憎悪・怒り・嫉妬や、時に喜び・感謝・感動・愛着 etc となる）をカウンセラーが自身の身体全部を使って受け止める、これが〝聴く〟ということになります。

そして、事柄に決して左右されることなく、本人の感情のみに焦点をあてて、〝一言返す〟ことで（沈黙の時間はありますが）必ず少し変化した言葉が返ってきて、前述の死を願うようなクライエントが、何回かの応答の後「何とか一日も早く良くなるよう努めます」と四〇～五〇分後には言ってくれるものなのです。

そして言葉だけでなく、「そのようにできる人に変わっている」のが現実です。時間は一回に数十分を要しますし、さらに、それを何回か重ねて実践しなくてはなりませんが、全快するクライエントを見ているカウンセラーの多くは、これ以上の幸せはないという喜びを得ています。

カウンセリングの目指すところ

a　精神的健全化

クライエントにパーソナリティーの転換が起こること。すなわち自己についての感じ方・考え方、そして行動傾向も転換し、外界も自分をもありのままに前進的・安定的にとらえるようになり、周囲に向かって温かい積極性をもたらすようになります。

家庭・職場・学校等すべて円滑になり、自らの努力も自然と実行され、他人からも好意をもって迎えられるようになります。

b　身体機能の復興と活性化（身体的健康の回復・維持）

心身症に見られた身体諸器官の機能不全が回復し、リズムが整って自活的に変わり、最も調子の良かった時点に戻ります。

治療を尽くしても治りにくい病が軽快し時に治癒する場合も少なくないのは、患者の脳を中核として全身の働きに繰り返しかかわり続けるゆえに当然と見られてよいでしょう。

身体のなかで何がこの働きをもたらすか

a　可塑性

人間は出生時から遺伝子による影響を被っており、さらに出生直後からの環境の影響を大きく受けて成長を続けています。しかしながら、他の哺乳動物と決定的に異なる働きをなすものとして、脳を中心とする可塑性《かそ》（可塑化）の大きさがあり、それが絶対的な役割を示します。

米・独・露・英・仏・蘭などの代表的な脳科学者、文化人類学者、心理学者、社会学者による長年月にわたる共同研究が〝人間は自己主導による体験学習によって、すでに成立している自己のパーソナリティー（人格）を必ず変えられる〟という結論を得ております。その比率も、国・研究グループにより多少の違いは見られますが九三～九八％と極めて大きいものです。

誰しもが自己の人格や可能性を自分で変える能力を持ち合わせます。そして、その場面で中核となるものが〝感情〟であります。したがって、論理性より感情を大切に扱うことでこの変容の可能性が左右されます。人格の変容を目指すカウンセリングが拠って立つ一つの根拠でもあります。

b　前頭連合野と大脳辺縁系の大まかな働きについて

人にはいくつかの欲求がありますが、成長や人格の形成・技術の向上・体力強化の欲求は、最も大きな役割を果たしております。そのために他との競争や他人を傷つけたり潰したりする場合も生まれ、逆に劣等の立場に立った時、〝うつ〟を始めとする精神疾患や心身症や身体不調に陥ります。その原因となる〝自己実現欲求〟は前頭連合野《ぜんとうれんごうや》に属しています。そしてそれから脱却し立ち直らせる関係を担うのが、大脳辺縁系《へんえんけい》に含まれていて、そこに昇華《しょうか》させ安定に導くのが〝感情〟なのです。

感情が他の人にしっかりと受け止められると、ストレスも心神喪失《しんしんそうしつ》状態も解放され、完全な快的状態に立ち戻ることができるのです。すべて心（感情）のみの受容にかかっております。

c　脳波で可視

感情と大脳辺縁系の関係は現在の脳生理学で証明されておりますが、一般に容易に理解するには脳波が利用されています。

脳波を平凡に大別しますと、

1　δ《デルタ》波：深い睡眠（ノン・レム睡眠）　0.5 Hz～4 Hz以下
2　θ《シータ》波：浅い睡眠（レム睡眠）　4 Hz～8 Hz以下
3　α《アルファ》波：安定・穏やか・気楽・軽やか etc　8 Hz～13 Hz以下
4　β《ベータ》波：努力中研鑽《けんさん》中・意欲の高まり etc　13 Hz～20 Hz位
5　γ《ガンマ》波・異常波：心身症・精神疾患 etc　波型混乱、超高 Hz　etc

精神疾患・心身症・身体不調等はすべてγ波を示しますが（ただし不眠はδがほとんど出ません）、その人の〝感情〟を温かく正確に受け止めますと、時間の差は当然見られますが間違いなくα波に変わります。その後、睡眠困難にはθ波に続いてδが出て良い眠りとなったり、β波が出現し始めて、やるべき労働や研鑽が、自然に、自由に、苦痛や不安を感じないで行え、また身体的症状も治まります。

冒頭で述べたように、指導や助言や説諭《せつゆ》や激励が有害無益なのは、脳波測定によっても説明されます。たとえば、やや自信過剰な上司（患者の）や、教養ある親（患者の）には、その上司や親が検査中のクライエントの傍らに見えただけでγ波に急変するということが現にあるのです。

読者のどなたにもご理解いただけるように、できるかぎり平易に、また概略をお伝えすることをここでは心がけました。五〇年余にわたる繁忙（時間的に）を極めるカウンセリングの生活から生まれた自然な言葉の一部としてご判読くだされば幸いです。

［付言］実践的学習からほんものになる

カウンセラー養成講座で理論的学習は是非必要となりますが、ほんものとなるためには一人ひとりのクライエントに接し、多様な人間の心の限りない変動の世界を体験し、さらにその体験を積み重ねていかなければ、決して治療者としての成功は見られません。

渡辺みはるさんが現在なお私たちのカウンセリングワークショップに参加者として出たり（当然、世話人・講師も依頼しておりますが）、そして学習当初から怖れることなく失敗の指摘を望み、事例を公表していることは、正に本当に役立つカウンセラーへの道程を力強く歩み続けていることに他ならないでしょう。

カウンセラーは「すべからく、かくあるべし」と念じます。

序文

根津八紘（ねつ・やひろ）

1942年長野県松本市生まれ。信州大学医学部卒業。信州大学医学部産婦人科学教室助手を経て、76年に諏訪マタニティークリニックを開院。専門は周産期医学。現在、医療法人登誠会諏訪マタニティークリニック病院長。

著書に『元気な赤ちゃんは母乳で育つ』（アリアドネ企画）、『減胎手術の実際』（近代文藝社）、『悩む患者がいる限り私は続けたい』（三修社）、『代理出産　不妊患者の切なる願い』（小学館）、『子守うたを奪わないで』（郷土出版社）、『母ちゃんの大八車』（甲陽書房）、『母と娘の代理出産』（共著、はる書房）、『この国で産むということ』（共著、ポプラ社）など。

解説

松本文男（まつもと・ふみお）

京都大学（心理学）・東京大学大学院（大脳生理学）・シカゴ大学大学院（ロジャース研究室）にてカウンセリングを学ぶ。神奈川県立教育研究所・指導主事、長野県教育委員会指導主事、教育センター専門主事、長野県下各地の高校長。元長野大学教授。現在、NPO法人長野県カウンセラー協会理事長、長野県カウンセリング研究会会長、日本傾聴療法士会会長をつとめる。

著書に『心の診察室――たくましくあたたかく生きるためにKindaibungeisha books』共著、『心の談話室』（いずれも近代文藝社）、『子どもの心が見えますか――よみがえった子どもたち』『心のカルテ――治療のプロセスとメカニズム 』（ほおずき書籍）、『こんな時どうする』『こんな子・あんな子』『悩む十代心の病』（東京法令出版）など。

著者
渡辺みはる（わたなべ・みはる）
1964年長野県下諏訪町生まれ。
地元の小中高卒業後、長野県保育専門学院（現長野県福祉大学校）を卒業、未満時保育園に就職。
諏訪マタニティークリニックで出産後、ボランティアで育児サークルの活動支援を始め、97年に同クリニックのスタッフになる。
98年より松本文男氏に師事しカウンセリングを学ぶ。2003年全日本カウンセリング協議会認定カウンセラー2級を取得。

＊

〒393－0077　長野県諏訪郡下諏訪町矢木112－13
産婦人科小児科病院　医療法人登誠会　諏訪マタニティークリニック
こうのとり外来─相談室
病院ホームページ：http：//e-smc.jp/
（お問い合せは病院ホームページよりお願いいたします）

謝辞

最後になりましたが、本書の執筆ならびに刊行に協力いただいた方々に、この場を借りましてお礼を申し上げます。

これまで出逢い、さまざまにお世話いただいた、多くの方たちへ謹んで本書を捧げます――。

こうのとり相談室　不妊治療の心のよりどころとして

二〇一一年三月一日　初版第一刷発行

著　者　渡辺みはる
発行所　株式会社はる書房
〒一〇一－〇〇五一　東京都千代田区神田神保町一－四四　駿河台ビル
電話・〇三－三二九三－八五四九　FAX・〇三－三二九三－八五五八
http://www.harushobo.jp/
協　力　医療法人登誠会　諏訪マタニティークリニック
装　幀　吉田葉子（放北舎）
組　版　閏月社
印刷・製本　中央精版印刷

ISBN 978-4-89984-118-0　C 0077

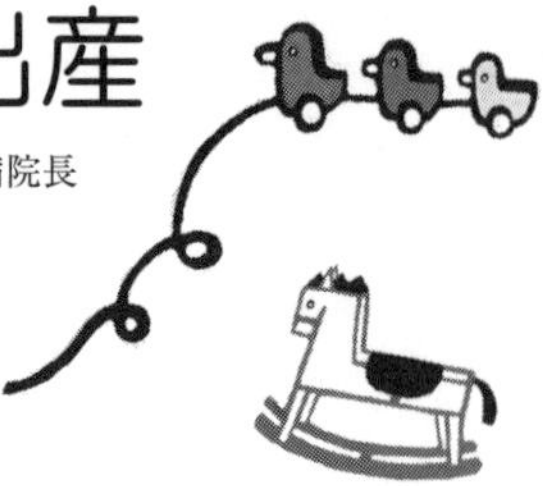

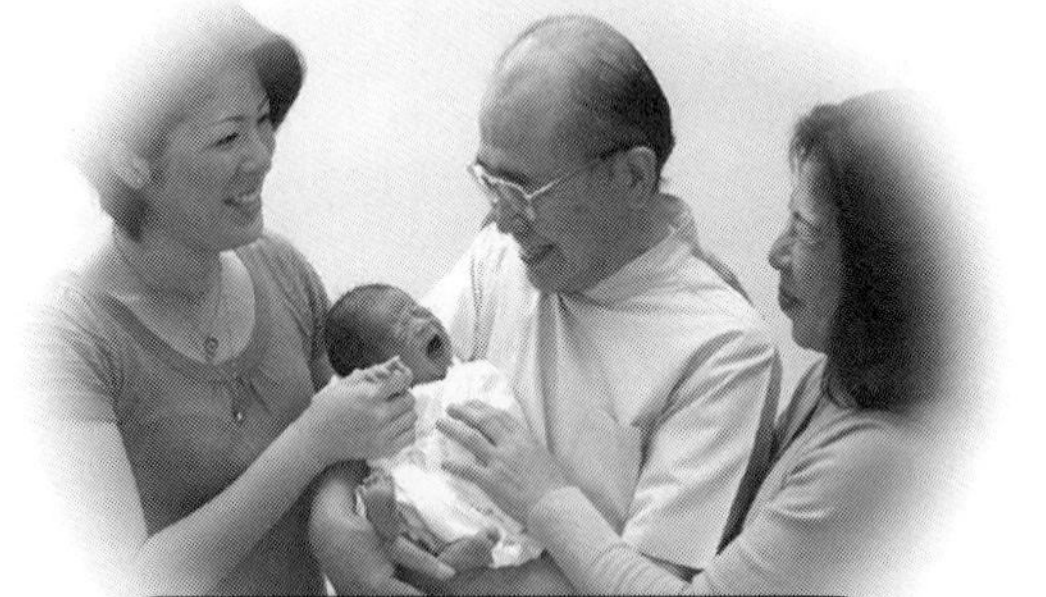

四六判並製・320 頁・定価 1575 円（税込）ISBN978-4-89984-109-8　C0036